핵심 진균학 및 바이러스학

Essential Mycology and Virology

저자

마판곤 대구보건대학교 임상병리과 교수
신현규 대구보건대학교 임상병리과 교수

핵심 진균학 및 바이러스학

2018년 8월 24일 초판 인쇄
2018년 8월 31일 초판 발행

저 자 마판곤 · 신현규
발 행 처 메디컬사이언스
발 행 인 하재용 외 1명
등 록 제 2016-000295 호
주 소 서울시 마포구 성암로 28 (성산동 134-2) 상가 201호
이 메 일 mspub@mspub.co.kr
홈페이지 http://www.mspub.co.kr/
전 화 Tel. 02-6748-3300 Fax. 02-6003-1977

I S B N 979-11-88877-69-0
정 가 28,000원

Content

1부 핵심 진균학

제1장 인체 진균의 일반적 개요

제2장 진균의 분류

제3장 진균 검사의 일반적 개요

제4장 진균의 현미경적 검사

제5장 진균의 배양과 분리

제6장. 효모의 동정

제7장 사상균의 동정

제8장 유리질 진균(Hyaline fungi)

제9장 피부사상균(Dermatophytes)

제10장 두형태 곰팡이(Dimorphic fungi)

제11장 인체에 중요한 질병을 유발하는 진균

2부 핵심 바이러스학

제1장 바이러스

제2장 바이러스의 종류

제3장 바이러스 감염증의 진단

제1부

핵심 진균학

제1장 인체 진균의 일반적 개요

■ 진균학이란

지구상에 존재하는 다양한 생물군 중 진균류는 진핵생물로서 약 50,000여 종 이상이 존재하며, 이 중 인간을 비롯한 동식물에 각종 질병을 유발시키는 병원성 진균이 약 150여 종 존재하는 것으로 알려져 있다.

병원성 진균은 인체 내에 감염을 일으키고, 항생제 및 스테로이드 제제의 남용으로 면역력 저하자에게 기회감염의 주요 인자가 된다.

특히 현재 면역력 저하 환자가 많이 발생되므로 이들에게 진균에 의한 감염으로 많은 사망자가 발생된다.

진균은 인간의 생활에 유익과 유해를 주는 미생물체이다.

Fungi hate? or useful?

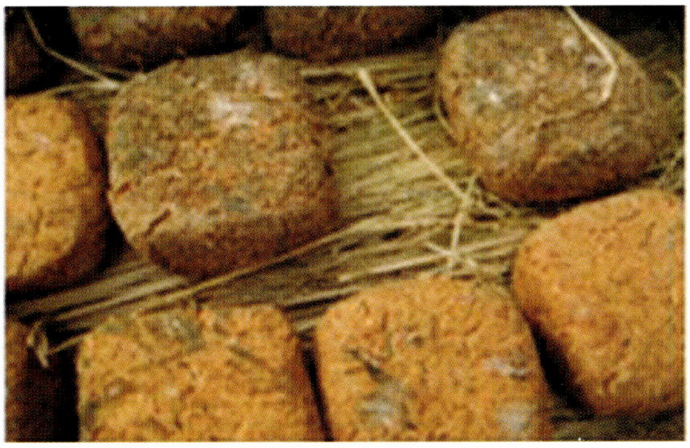

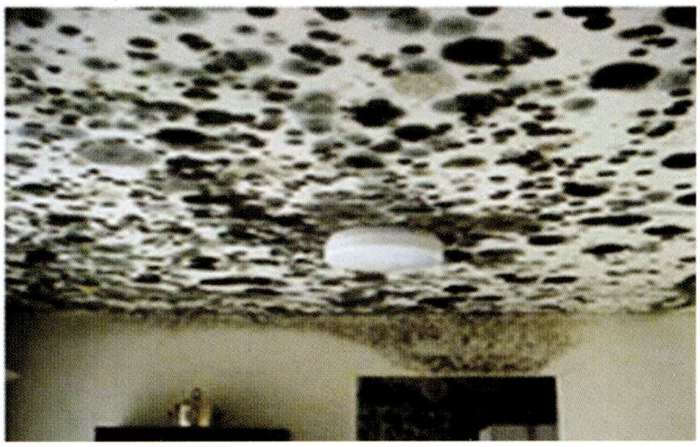

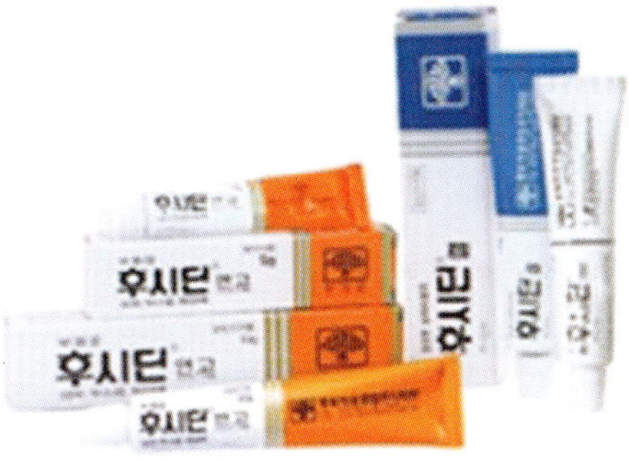

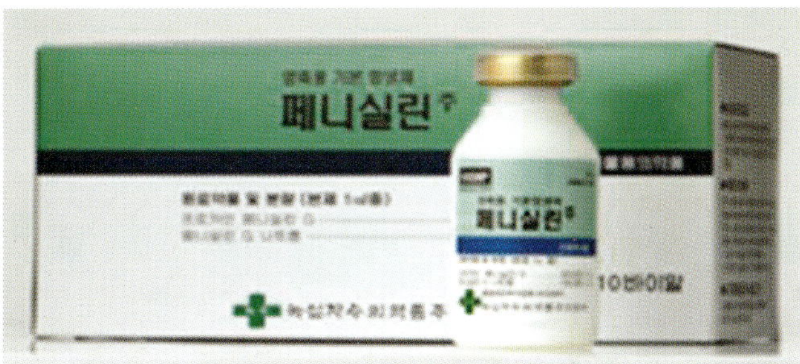

1. 진균(眞菌)

진균이란 : 진핵성 균사체를 가진 세균류이다. (진핵세포)

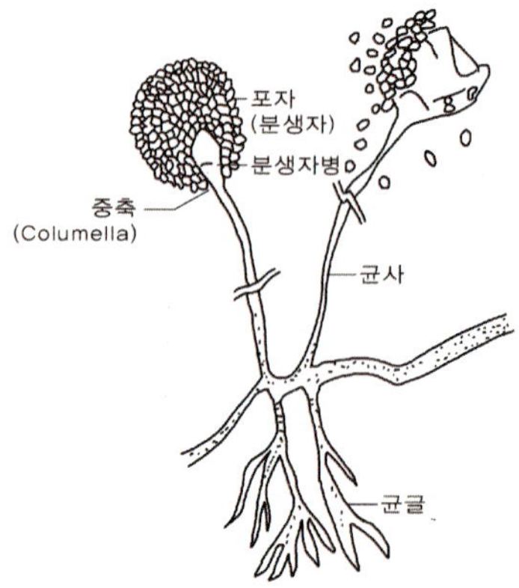

1) 진균의 특징

(1) 균사체를 육안으로 관찰 가능하다.

(2) 대부분 기생체 생활을 영위한다. (종속영양형)

(3) 포자를 형성하여 생식한다.

(4) 진균, 곰팡이, Funus, Fungi, mycosis 등의 여러 가지 형태로 명칭된다.

(5) 진핵세포란 핵막을 가지며 세포내 미세소관, 리보솜, 사립체, 골지체, 내형질망, 액포, 인지질 등의 모든 기관을 갖춘 세포를 말한다. (진핵의 단세포 또는 다세포)

(6) 생식은 유·무성의 두 가지 형태가 있다. (생식결과에 따라 다양한 포자)

(7) 포자를 흡입하므로 면역력이 약한 사람에게 기회 감염을 잘 일으키는 특징을 가지고 있다.

(8) 항세균 항생제에 대한 감수성 결여

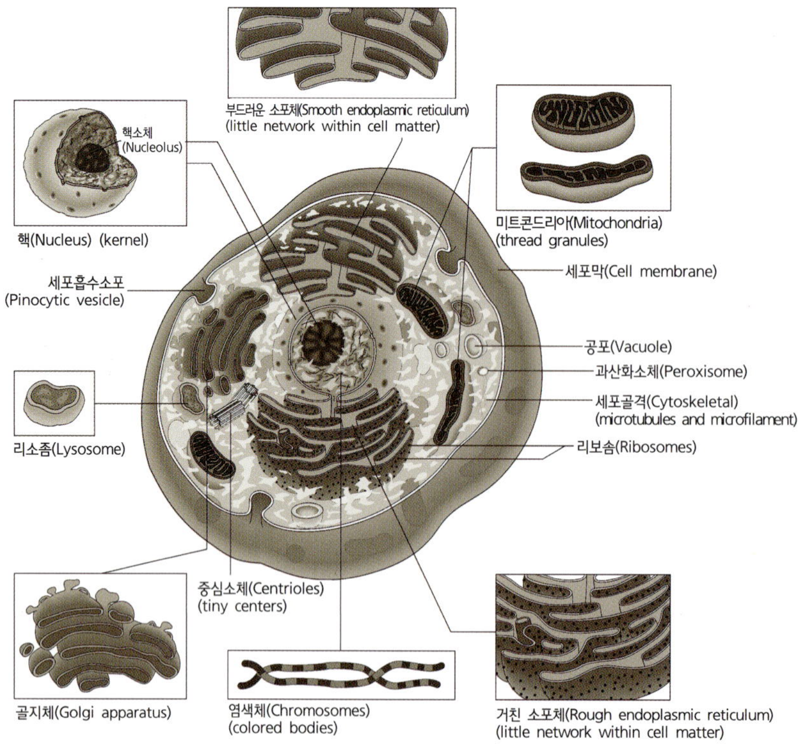

2) 진균이 인체에 미치는 영향

(1) 대부분의 진균은 인체에 질병을 유발하지 않으나 독성이 있는 몇몇 종이 인체에 감염되어 질병을 유발한다.

(2) 병원성 진균은 면역 저하 환자에게 감염을 잘 일으킨다.

(3) 최근 노령 인구가 증가함에 따라 대부분의 노령자는 면역력 감소를 보여 진균에 잘 감염된다.

(4) 진균은 포자로 감염되어 호흡기를 통하여 잘 감염되므로 공기에 의해 빠른 감염을 잘 유발시킨다.

(5) 병원내 진균 포자를 잘 관리하지 못하여 입원 중인 면역 저하 환자에게 잘 감염된다.

(6) 병원 내 응급실, 집중치료실, 암치료병동 등에 진균 포자의 감염위험이 매우 높다.

(7) 기후변화와 여행자의 증가로 외국 유행 진균 포자가 쉽게 국내로 이송되어 인체 감염을 유발한다.

3) 사상형 진균과 효모형 진균의 비교

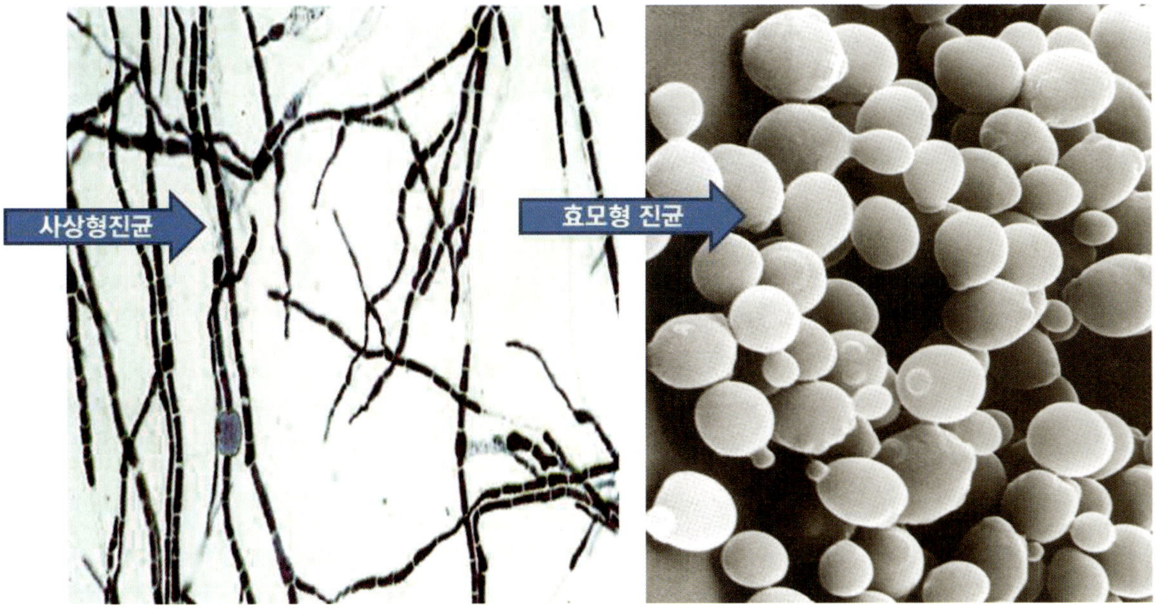

4) 효모형 진균의 분열 특징

(1) 효모는 집락의 모양이 세균과 매우 유사하며 출아(budding)에 의해 증식하고 대체로 둥근 모양이거나 타원형이며 2~60㎛ 정도의 다양한 크기를 보이는 단세포성 진균류이다.

(2) 효모의 종 감별은 형태의 다양성 등으로 많은 어려움이 있는데 효모의 동정은 배지에서의 성장 속도나 형태가 세균과 유사하여 세균 동정에서 이용하는 생화학적 동정이 매우 유용하게 이용된다.

(3) 생화학적 검사결과만으로 동정하면 잘못 동정되는 경우가 많이 있기 때문에 Cornmeal-Tween 80 배지에서 배양된 모양으로 구별되기도 한다.

(4) 출아는 모세포의 세포벽이 얇아져 딸세포(daughter cell)가 돌출되면서 시작되고 딸세포가 성숙되어 두 세포 사이에 격벽이 생겨 떨어져 나갈 때까지 발육이 계속된다.

(5) 영양분의 결핍과 같은 열악한 환경에서는 딸세포가 분리되지 않고 신장하여 모 세포에 결합된 상태로 자라서 마치 사상균의 균사와 유사한 구조를 형성하게 되는데 이런 형태를 가성균사(pseudohyphae)라고 한다.

5) 사상형(mold) 진균의 분열적 특징

(1) 사상균(Molds)은 건성 솜털형 집락을 형성하고 실 모양 균사체를 가지고 포자를 형성한다.

(2) 균사는 가는 실 형태로 이루어져 있고 균사(hyphae)가 성장하면서 서로 얽혀 꼬여 있는 형상을 균사체(mycelium)라고 한다.

(3) 균사는 밑부분으로 성장하여 영양분을 획득하는 기능을 하는 영양균사(vegetative hyphae)와 포자(분생자)를 생성하는 생식균사(reproductive hyphae)가 있으며, 영양균사의 형태와 생식균사 형태는 진균을 감별하는 중요한 인자가 된다.

(4) 영양균사의 형태는 샹들리에형(chandeliers type), 결절형(nodular type), 라켓형(racquet type) 및 나선형(spiral type)이 있고 또한 균사는 내부에 격벽(septa)의 유무에 따라 무격벽균사(aseptate hyphae)와 격벽균사(septate hyphae)로 구분하며, 균사의 세포벽에 멜라닌(melanin) 색소의 함유 여부에 따라 색소성 균사(pigmented hyphae)와 유리질 균사(hyaline hyphae)로 구분하기도 한다.

(5) 진균을 동정하는 데는 균사의 격벽 유무와 착색 여부는 특히 사상균을 동정하는 데 가장 근본적 기준점이 된다.

6) 두형태성 진균(dimorphic)의 형태적 특징 (이형 진균, 이상성 진균)

(1) 특정 진균에서 볼 수 있는 현상이기는 하지만 온도 또는 다른 이유로 인해 효모나 사상형 모양을 변경하면서 나타내는 진균이 존재하는데, 이들을 두형태 진균(dimorphic fungi)이라고 부른다.

(2) 일반적으로 온도 의존성 진균의 경우 25~30℃ 실온에서는 사상형(mold) 모양으로 자라며, 35~37℃ 체온에서는 효모(yeast) 모양을 나타내며 자란다.

(3) 배양조건에 따라 집락의 모양이 변함

① 25℃: 균사형(자연계 존재)

② 37℃: 효모형(인체나 조직에 존재)

(4) Blastomyces, Histoplasma, Coccidioides, Sporothrix schenckii. Paracoccidioides brasiliensis.

제2장 진균의 분류

1. 진균은 감염 부위에 따라 4가지 분류

1) 표재성 감염 진균과 피부감염 진균(superficial and cutaneous infection fungi)(피부사상균)
2) 피부밑감염 진균(subcutaneous infection fungi)
3) 전신성 감염 진균(systemic infection fungi)
4) 기회감염 진균(opportunistic infection fungi)

2. 진균의 생식법

1) 진균의 생식은 유성생식과 무성생식을 하며 유성생식에 의한 포자를 Spore라고 하고 무성생식에 의한 포자를 Conidia라고 대부분 표현한다.
2) 편모 발생 유무에 따라 편모아문과 무편모아문으로 나누기도 한다.
3) 편모 아문에는 유성생식에 의한 난포자(Oospore)와 무성생식에 의한 유주자 포자(Zoospore)가 있다.
4) 무편모 아문은 유성생식과 무성생식 과정이 모두 밝혀진 완전균류와 무성생식 과정만 밝혀진 불안전균류로 분류한다.
5) 완전균류는 접합아문, 자낭아문, 담자낭아문으로 분류되고 불완전균류는 불안전아문으로 분류된다.

3. 진균의 생식방법에 따른 분류

1) 유성포자(有性胞子)생식을 유성 생식이라 하며 생식체를 포자(spore)라고 말하고 주로 5가지 형태로 분류한다.
   (1) Oospore: 난기와 웅기에 의해 수정이 이루어지는 것(난포자 형성)
   (2) Zygomycotina: 생식세포인 접합지가 접합포자가 형성되어 생식하는 것(접합포자 형성)
   (3) Ascomycotina: 자낭 내부에서 생성된 내재성 포자가 형성되어 생식된다(자낭포자 형성).

(4) Basidiomycotina: 담자기에서 감수분열로 담자포자 생성되어 생식된다(담자포자 형성).

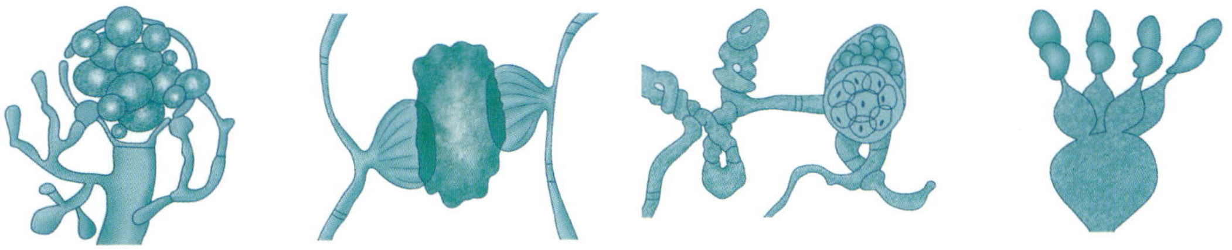

Oospore　Zygomycotina　Ascomycotina　Basidiomycotina

2) 진균의 무성 생식에 의해 생성되는 생성체를 분생자(Conidia)라 부른다.

(1) 출아형 분생자(blasto conidia): 균사나 분생자 자루에서 작은 돌기가 생기면서 모세포와의 접촉면이 잘록해지면서 새로운 분생자가 발생되면서 증식된다.

(2) 심포디오형 분생자(sympodio conidia): 균사나 분생자병에서 작은 돌기가 병렬로 한 개씩 도출되어 발생되며 말단 부위나 분지된 부위에서 닭벼슬 모양으로 성장한다.

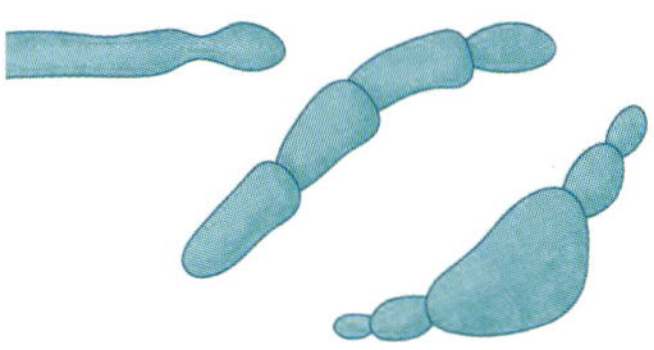

출아형 분생자

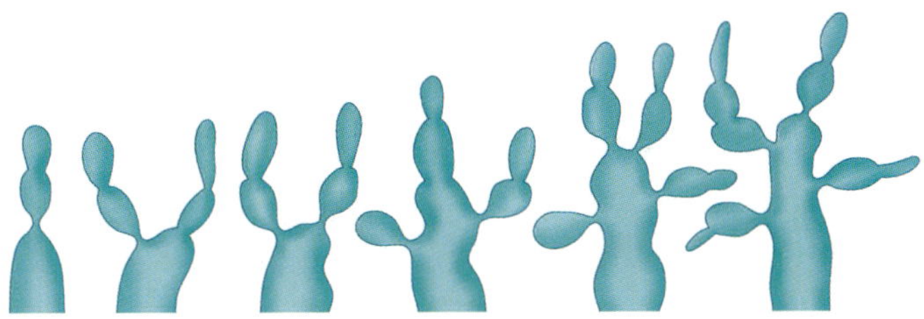

심포디오형 분생자

3) 아넬로형 분생자(annelloconidia): 분생자가 떨어져 나간 흔적이 둥글게 형성되는데 이것을 아넬로형(annellation) 분생자이라고 한다.

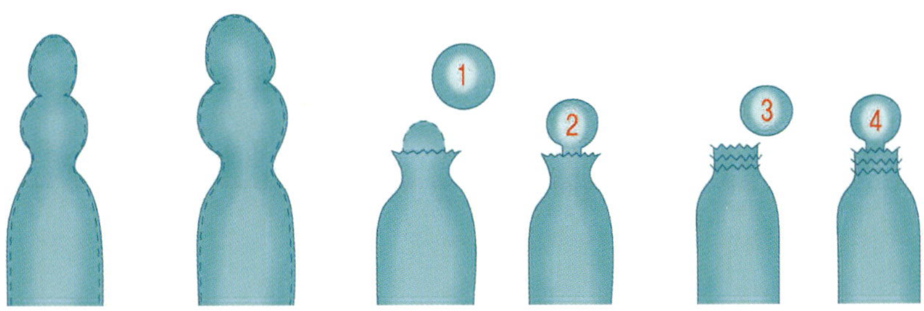

4) 피아로형 분생자(phialo conidia)

염주모양의 분생자가 사슬을 형성하여 연속적으로 발생되며 Aspergillus 속과 Penicillium 속이 대표적 진균에 속한다.

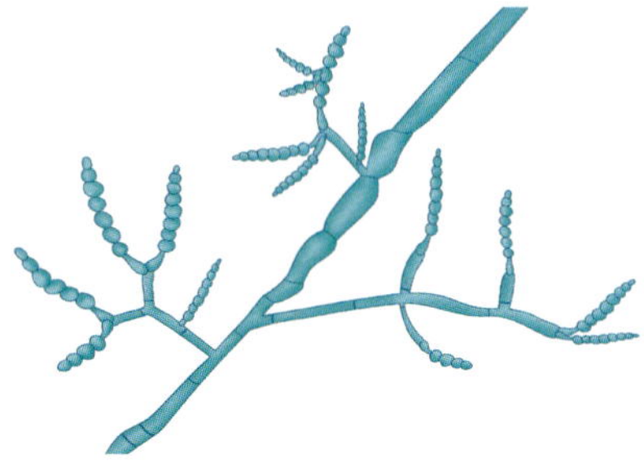

5) 포로형 분생자(poroconidia)

분생자 세포에 작은 구멍(pore)이 있는 형태로 보이며 이 구멍에서 출아형태의 분생자가 발생하여 증식하며 Alternaria와 Heminthosporim이 대표적 진균류이다.

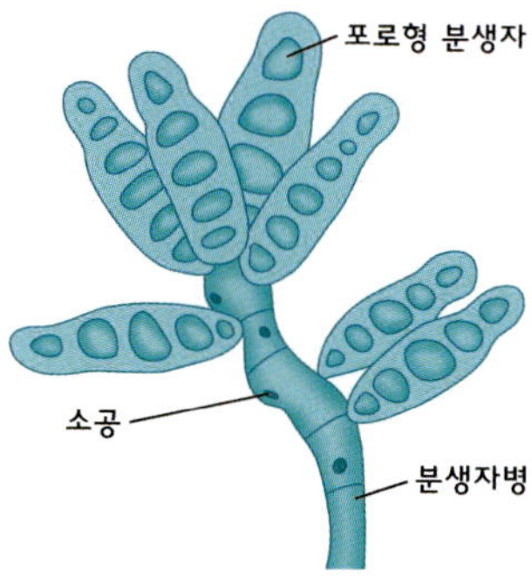

6) 알레우리오형 분생자(aleurioconidia)

분생자병이나 분생자 측면에서 구형 또는 방추형의 큰분생자가 비대하여 새로운 분생자가 발생되며 분생자의 형태는 세포벽이 두꺼우며 가끔씩 횡격막이 발생된다. 피부사상균이 이 진균의 대표적 진균이다.

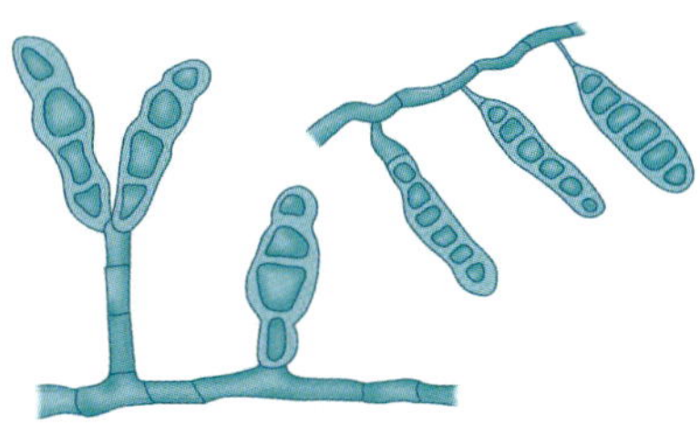

7) 분절형 분생자(arthroconidia) (분절포자)

균사나 분생자에 다수의 격벽이 생기면서 분리되는 형태로 대표적인 진균은 Coccidioides immitis, Geotrichum candidum 등으로 외국 존재성 진균이 많이 포함된다.

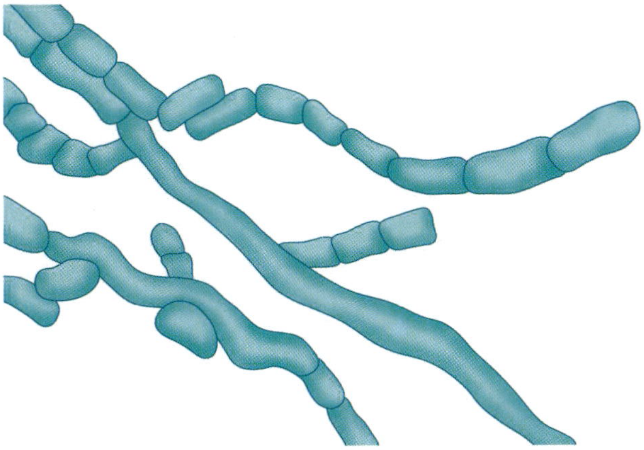

8) 후막 분생자(chlamydoconidia) (후막포자)

불리한 환경에서 진균 균사의 끝부분 혹은 중간부위에서 둥근형 분생자가 형성된다. Candida albicans가 가장 대표적인 진균이며 이것은 효모성 진균 중 인체에 가장 많이 질병을 일으킨다.

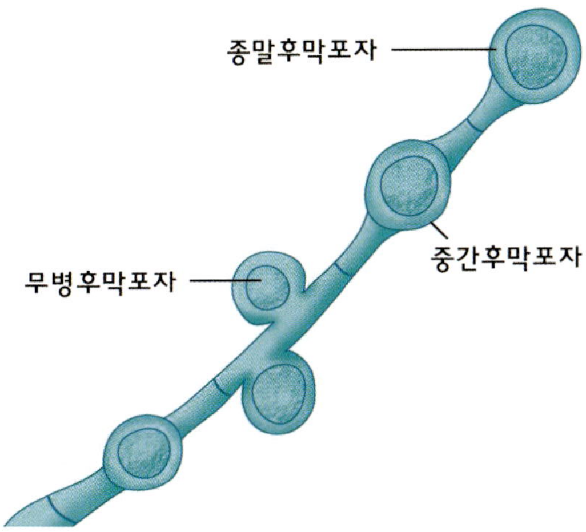

4. 생식 방법에 따른 분류

1) 진균의 포자형성에 따른 분류

(1) 유주자균(Mastigomycotina) 편모아문(격벽 없음) (유성: 난포자, 무성: 유주자)

균사는 격벽이 없고 물에 주로 서식하기 때문에 포자에 편모가 발생되어 수중에서 스스로 운동하며 접촉에 의해 유주자낭이 형성된다. 이 균은 흙, 식물, 부생 식물 등에 기생하며 사람에게 감염증은 불분명한 것으로 생각된다.

(2) 접합균(Zygomycotina) 무편모아문(격벽 없음) (유성: 접합포자, 무성: 포자낭포자)

균사체에 격벽이 없고 무성과 유성 생식으로 증식하는 특성을 보인다.

Mucoraceae 속에 속하는 Rhizopus, Absidia, Mucor 등이 피부와 손, 발톱 감염을 잘 일으키고 심한 기회 감염성 진균에 속한다.

(3) 자낭균(Ascomycotina)(격벽 있음) (유성: 자낭포자, 무성: 분생포자)

균사체에 격벽이 있고 자낭포자체를 형성하며 무성과 유성 생식한다.

의학적으로 중요한 Gymnoascaceae, Aspergillaceae, Microthyriaceae 세 가지 spp.가 여기에 속한다.

i) Gymnoascaceae는 피막 균사를 잘 이루고 불완전한 자낭을 형성하는 특징이 있다.

ii) Aspergillaceae는 주로 무성생식에 의해 자낭 분생포자를 형성하여 증식하며 분생자는 Phialide형이다. 의학적으로 중요한 종으로는 Allecheria, Aspergillus, Penicillu Scopulariopsis, Paecilomycoces 등이 있다.

iii) Microthyriaceae 과에 속하는 것은 흑선의 원인 진균체인 Piedraria hortae가 있다.

(4) 담자낭균(Basidiomycotina)(격벽 있음)

이 균류는 격벽을 가진 균사체이며 Clamp 결합체를 잘 형성하며 의학적으로 중요한 종은 Cryptococcus neoformance가 여기에 속한다. (유성: 담자포자, 무성: 분생자)

5. 완전 진균과 불완전 진균

1) 완전 진균

완전균류는 유성생식과 무성생식 모두 가능한 진균을 의미하며, 불완전균류란 유성생식 생활사는 아직 밝혀지지 않고 무성생식만 밝혀진 진균을 의미한다.

완전 진균에는 1) 접합성 진균 2) 자낭성 진균 3) 담자성 진균 등이 포함된다.
대부분의 병원성 진균은 불완전균류에 속해 있다.

2) 불완전 진균

무성생식만 하는 균을 불완전균이라 하며 불완전균에 많은 병원성 진균이 포함된다.
불완전 균 속에는 외국 유입성 진균과 독성이 강한 진균인 Blastomycetes와 Hyphomycetes가 주고 포함된다.

(1) Blastomycetes는 영양체가 분아세포를 형성하며 진성균사와 가성 균사를 가지고 분절포자로 번식하며 Cryptococcus, Malassezia, Candida 등이 이 진균의 대표적 진균 속에 속한다.

(2) Hyphomycetes는 분생자의 착색에 의한 분류이며 무색의 분생자인 Moniliaceae와 흑색의 분생자인 Dematiaceae가 있다.

6. 집락의 형태, 균사의 종류 및 균사 격막 형성에 따른 진균 분류

1) 집락의 형태 분류

(1) 흑색배꼽형 집락

(2) 가죽 주름형 집락

(3) 분말 배꼽형 집락

(4) 나이테형 집락

(5) 솜털 배꼽형 집락

(6) 적색소 형성 집락

2) 균사의 종류 분류

(1) 솜털형 균사

(2) 점액성 균사

7. 격벽(Septate) 유무에 따른 분류

(대부분 종이나 병원성과 연관성 많음)

▶ 유격벽균사(septate)
자낭균아문(Ascomycotina)
담자균아문(Basidiomycotina)
불완전아문(Deuteromycotina)

▶ 무격벽균사(aseptate)
유주자균아문(Mastigomycotine)
접합균아문(Zygomycotina)

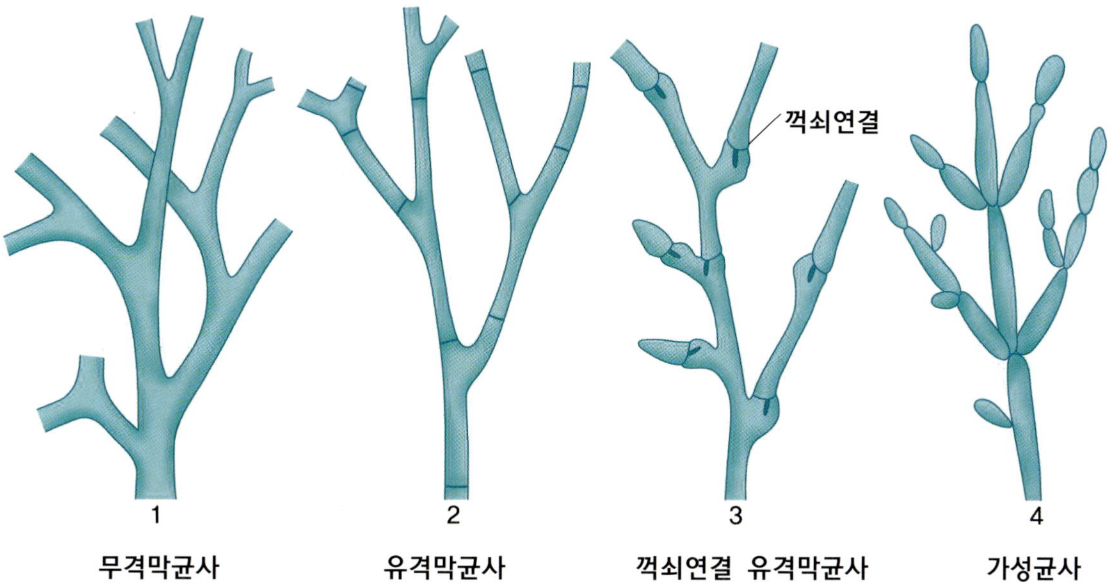

제3장 진균 검사의 일반적 개요

1. 진균 감염의 일반적 개요

진균은 주로 사람에서 사람으로 전파보다 동물이나 공기에 의해 전파되는 경우가 많으며 최근에는 병원 내 공기에 의해 감염되는 경우가 점차 증가하기 때문에 병원 공기환경 관리가 중요하게 대두된다. 특히 진균은 노약자나 면역력 저하자에게는 심각한 질병을 유발하므로 병원 내 진균 오염 관리를 철저히 해야 한다.

2. 진균 감염 진단을 위한 검사 과정

1) 현미경 경검(Direct microscopy)
2) 배양 검사(media culture)
3) 면역반응 검사
4) 혈청검사
5) 유전자 검사

3. 진균 감염 진단의 사전 점검 사항

1) 환자의 임상 병력
2) 환자의 직업
3) 여행경력이나 외국 거주 여부
4) 동물접촉 여부
5) 검체 채취부위
6) 항생제, 항암제, 면역억제제의 투여 여부
7) 검체 채취 방법과 시기, 수송된 검체의 상태

4. 진균 검사를 검체의 종류와 채취

1) 표재성 피부 진균증의 검체 채취

(1) 피부 병소에 알코올 소독을 한 후 메스로 긁어 채취한 후 검체를 Slide 위에 놓은 후 관찰한다.

(2) 주로 LPCB(Lacto Phenol Cotton Blue) 염색을 한 후 관찰한다.

2) 머리카락에서 검체 채취

(1) Wood's lamp법 : 병소 부위에 형광 물질을 도포 후 UV 광선을 비추면 특정 진균은 푸른색의 형광 빛을 띠는데 이 부위를 채취하여 배양하여 확인한다. (형광반응)

(2) 머리빗 이용법 : 머리빗으로 병소 부위를 문지른 후 배지에 직접 접종 배양하여 진균을 확인한다.

3) 손, 발톱 채취 : 병소 부위를 직접 자르거나 표면 부위를 긁어 슬라이드에 놓아 KOH 법으로 직접 경검하거나 배양 검사하여 진균을 확인한다.

4) 점막 피부 채취 : 메스로 긁어 채취하거나 병소 부위의 삼출액이나 농을 면봉(Swab법)으로 직접 채취하여 검사한다.

5) 귀, 눈 부위의 검체 채취 : 면봉으로 병소 부위를 Swab하여 습윤표본 현미경 검사나 배양 검사를 실시한다.

5. 피하진균증의 검체 채취

피하진균증은 직접경검법, 배양법, 조직검사법을 병행하는 것이 가장 좋으며 궤양 병소에 면봉(Swab)법도 가능하다.

1) 긁어낸 검체: 직접 경검이나 배양을 실시하며 오염균 존재 가능성이 많다.

2) 삼출액, 고름, 배농검체: 해부현미경으로 포자를 검사하는 것이 좋으며 배양검체는 오염되지 않도록 채취하는 것이 중요하다.

3) 생검: 생검 조직은 멸균 생리식염수에 넣어 수송하며 병소 표면이나 중심부에서 채취하며 스포로트리쿰증 경우 병소의 확산 때문에 생검 실시를 금지하나 꼭 필요 경우는 생검을 실시하며 이때는 포자 오염에 많은 주의를 한다.

6. 검체 별 검체 채취

1) 고름 및 궤양: 멸균 주사기로 흡입하거나 면봉으로 채취한다.
2) 혈액: 진균성 패혈증 등이 의심될 때 삽입된 카테타 부위나 혈액을 채취하거나 혈관에서 혈액을 채취하여 배양한다. 이 검체에서는 Histoplasma Spp., Malasezia Spp. 계통의 진균이 발견 가능성이 많으며 혈액배양은 37도 배양이 적당하다.
3) 골수 배양: 전신성 진균 중 크립토코쿠스, 히스토프라즈마, 파라콕시디오이드 진균의 발견 가능성이 높다.
4) 뇌척수액 배양: 크립토코쿠스 진단에 유용하며 CSF 양이 작으면 원침하여 사용할 수 있으며 Cryptococcus Spp.는 Cyclohexamide에 성장이 억제되므로 배지에 항생제나 Cycloheximide를 첨가하지 않는다.
5) 눈 검체: Candida Spp.와 Aspergillus Spp. 진균의 발견 가능성이 높다.
6) 체액: 흉막액(Pleural fluid), 복막액(peritoneal fluid), 활막액(Synovial fluid) 등은 직접 채취하여 헤파린을 1,000배 희석하여 배양한다.
7) 하부호흡기 검체
   (1) 객담: 구강을 세척 후 아침 첫 객담이 좋으며 24시간 검체는 적당치 않다.
   (2) 기관지 세척액(bronchial washing): 하부 기관지 감염 진단에 많이 이용된다.
   (3) 폐 생검(lung biopsy): 진균성구균증과 폐암성 종양 구분에 많이 사용된다.
8) 조직(tissue): 조직 검체 채취는 무균적으로 채취가 중요하며 이때에 주의점은 조직 검체를 formalin 처리하면 안 된다. (생리식염수에 넣어 수송)
9) 소변(Urine): 소변은 중간 소변이 적당하며 채취 시 요도나 외부 생식기를 잘 소독하여 채취한다.

7. 검체의 수송

1) 모든 검체는 멸균 용기에 넣어 수송함을 원칙으로 한다.
2) 병력, 채취부위, 인적 사항을 정학하게 기록한다.
3) 가능한 신속히 수송하여 균체의 자연 사멸을 방지한다.
4) 지연 시 냉장 보관은 가능하나 냉동보관은 절대 안 된다.
5) 균체 배양을 위하여 포르마린 처리는 하지 않는다.

8. 검체 처리

1) 진균검사를 위한 모든 검체는 도착 즉시 처리한다.
2) 오염과 기회감염을 잘 일으키므로 이 점을 주의한다.
3) 검체 양이 적으면 배양 검사를 우선적으로 실시한다.
4) 포르마린 처리 검체, 24시간 소변검체, 침이 다량 포함된 객담, 오염된 검체, 취급하기 위험한 검체 등은 부적합 검체로 취급하고 다시 채취한다.

9. 검체의 직접 경검

1) 표피성 진균 등은 병소 부위를 직접 긁어 슬라이드 위에 놓고 10% KOH를 넣어 현미경 경검한다.
2) histoplasma Spp.는 KOH 방법보다 giemsa염색법이 더 좋다.
3) CSF에서 크립토콕쿠스 의심 때는 india ink법이나 nigrosin염색법이 유용하다.

10. 검체의 배양

1) 혈액배양을 제외하고는 액체배지보다 고체 배지가 유용하며 가급적 평판배지보다 마개가 있는 사면배지가 안전적이다.
2) 진균작업은 생물학적 안전상장(biological safety cabinetii) 수준급에서 작업한다.
3) 일반적으로 SDA(sabouraud dextrose agar)배지에 접종하고 의심되는 진균종에 따라 선택 배지를 사용한다.
4) Cryotococcus neoformance, Penicillium marneffei, Aspergillus fumingatus, Candida Spp. 등이 의심되는 검체는 Cycloheximade 항생제가 첨가되지 않는 배지에 접종한다.
5) 증균배지에서 세균 억제 물질은 병원성 진균 성장을 촉진하지만 사상형 진균의 포자형성을 방해할 수 있다.

11. 배지의 성장 조건

1) 대부분 병원성 진균은 30℃가 최적온도이고 30℃ 배양기가 없으면 실온 배양도 적당하다 (약 25℃정도).
2) 전신성 진균은 25~30℃와 37℃ 두 가지 온도에서 잘 배양된다.
3) Aspergillus fumingatus는 45℃ 고온에서 잘 자라는 특징이 있다.
4) PDA배지는 SDA배지보다 포자 형성에 유리한 배지이다.

12. 성장 속도

1) 일반적으로 진균은 4주 배양 후 배양되지 않으면 음성 보고를 한다.
2) 진균의 양성 보고는 10정도 후에 판독한다.
3) candida Spp.나 Aspergillus Spp.는 1~3일 정도의 신속배양 진균에 속한다.
4) 오염 진균이 많이 배양되면 반드시 계대 배양을 실시하여 진균의 순수분리를 실시한다.

13. 배양 진균의 현미경적 검사

1) Tease mount 법: 백금이로 진균 균사를 따서 Slide에 넣고 여기에 LPCB용액으로 염색한 후 현미경 관찰한다.
2) 셀로판 테이프법: Slide에 LPCB용액을 떨어뜨린 후 셀로판테이프를 배양된 진균 균사체에 접촉시킨 후 Slide에 부착시켜 경검한다.
3) 슬라이드 배양(Slide culture): 배지에 검체를 접종 후 그 위에 cover Slide를 올려 배양한 후 slide를 떼어 내어 염색 후 경검한다. (진균의 구조와 형태를 관찰)

14. 진균 검사의 안전

1) 검체에 안정성

진균 검체 중 혈액이나 객담에는 인체에 질병을 전파할 많은 위험성 진균이 내포하고 있으므로 검체 취급에 신중하게 해야 한다.

2) 배양의 안정성

(1) 진균은 세균과 다르게 많은 분생자를 검사실의 공기 중에 오염시킬 수 있으므로 검체 취급이나 배양 시 검사실과 병원 환경에 오염되지 않도록 신중하게 취급해야 한다.

(2) 의학적으로 인체 위험군에 속하는 진균은 다음과 같은 진균들이 있다. Blastomyces dermatitidis Histoplasma capsulatum, Coccidioides immitis, Paracoccidioides brasiliensis, Aspergillus fumingatus, Cryptoccous neoformans 등이 있다.

(3) 위의 진균들은 포자 오염 방지를 위하여 평판배지 접종보다 시험관 배지 배양을 권장한다.

3) 진균을 취급시 반드시 생물학적 안전상자(biological safety cabinet, BSC)를 사용

(1) BSC의 공기는 재순환 방식이 아닌 HEPA(Hight efficiency particulate air) filter 배출 방식을 사용한다.

(2) BSC의 소독은 70% 알코올, 5% hyphochloric, 1% chlorohexidine 소독과 화염 소독을 병행하여 실시한다.

(3) 작업 시 항시 UV lamp 켜고 작업하므로 감염 예방을 도모한다.

(4) 사용한 일회용 피펫, 슬라이드 등은 가압멸균 후 폐기한다.

(5) 진균 검사실은 별도로 공간에 설치를 권장한다.

(6) 모든 출입자는 오염에 주의하며 특히 개인위생에 철저한 주의가 요망된다.

제4장 진균의 현미경적 검사

1. 현미경 검사: 대부분 습윤(KOH) 표본을 만들어 관찰한다.

1) 명시야 현미경

일반적 광학 현미경 검사를 말하며 무염색 표본 관찰에는 적당치 않으며 염색된 진균 표본 관찰에 사용한다.

2) 위상차 현미경

(1) 염색하지 않고 진균의 구조 관찰에 매우 유용하다.

(2) 일반적으로 400배 관찰을 하나 200배 저배율 관찰도 한다.

3) 형광 현미경

Acridine orange나 congo red 형광 색소로 염색하여 형광 현미경을 이용하여 관찰하면 작은 병소도 쉽게 관찰할 수 있다.

2. KOH에서 양성의 진균 형태

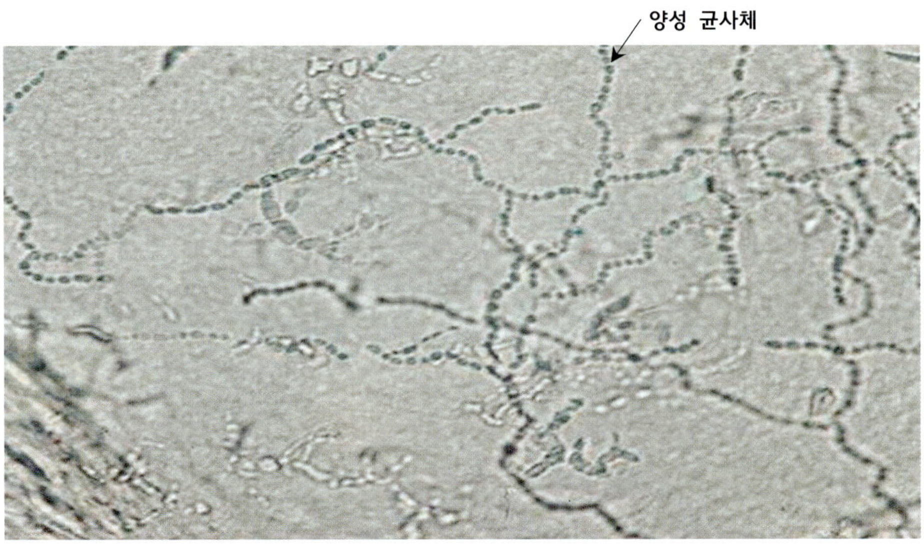

1) 무 염색 습윤 표본(KOH표본)

(1) 주로 피부 각질 조직 Scrub 표본에서 잘 이용되는 검사이며 피부 사상균 검사에 많이 이용된다.

(2) 10~30% KOH를 사용하며 glycerol를 첨가하면 표본을 며칠 동안 보존할 수 있다.

(3) Calcofluor White를 결합하여 형광 현미경을 사용하면 더 예민한 검사를 할 수 있다.

2) Pancreatin 표본

(1) 진균 검체를 균질화하는 효소시약을 이용하는 방법이다.

(2) 균질화를 통해 집균 과정을 한 후 표본을 제작한다.

3) India ink 표본

India ink를 이용하여 배경을 어둡게 하고 검체를 밝게 빛나도록 하는 방법으로 주로 Cryptococcus neoformans의 협막 관찰에 잘 이용된다.

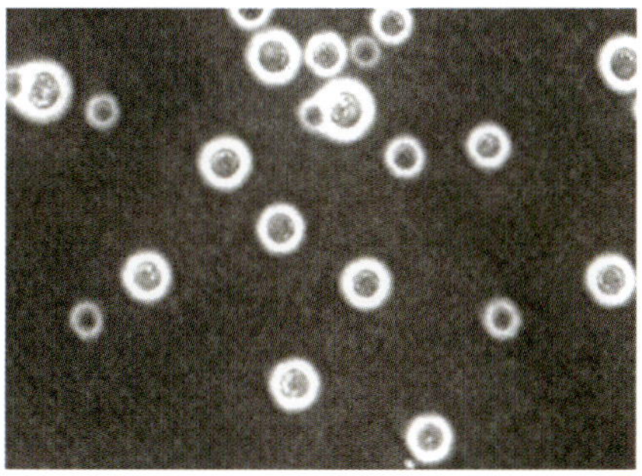

3. 진균의 균학적 검사

1) 직접 경검법

(1) KOH 법: 10% KOH를 가하여 진균의 균사, 균사체, 포자를 염색하지 않고 직접 현미경으로 관찰한다.
장점: 간편하고 신속한 진균 검사가 가능하다.

(2) India 잉크법(묵즙법)

가검물을 슬라이드에 놓고 india 잉크를 떨어뜨려 경검한다.

장점: Cryptococcus neoformans는 세포벽이 두터운 젤라틴으로 되어 있어 묵즙을 가하므로 배경이 검은 가운데 둥근 분아 세포를 형성한 효모가 선명하게 나타난다.

(3) Giemsa 염색

장점: 골수 표본에서 진균 검사에 매우 유리하다.

4. 진균 일반 염색법(LPCB염색법)

1) Lactophenol cotton blue(LPCB염색법) (진균구조 관찰)

(1) lactophenol과 cotton blue를 증류수에 녹여 시약을 제조한다.

(2) slide에 균사를 도말하여 여기에 LPCB시약 한 방울 가하여 cover glass 덮고 현미경으로 즉시 경검한다.

(3) slide에 LPCB시약 한 방울 넣고 여기에 스카치테이프를 적당히 잘라 배양된 집락에 살짝 찍어 slide에 붙여 즉시 경검한다.

(4) 진균은 cotton blue에 의해 푸른색으로 염색된다.

※ cotton blue가 발암성 물질이므로 취급에 주의한다.

A) LPCB 염색 과정

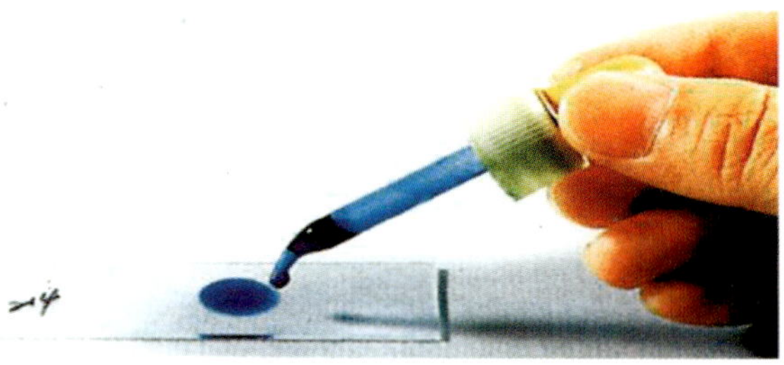

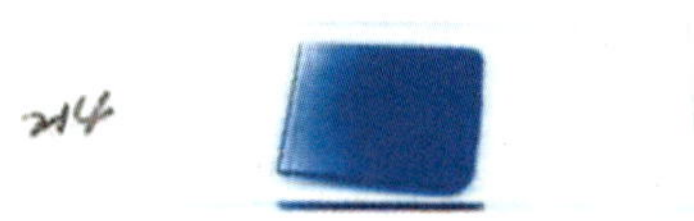

B) LPCB stain에서 진균의 다양한 형태

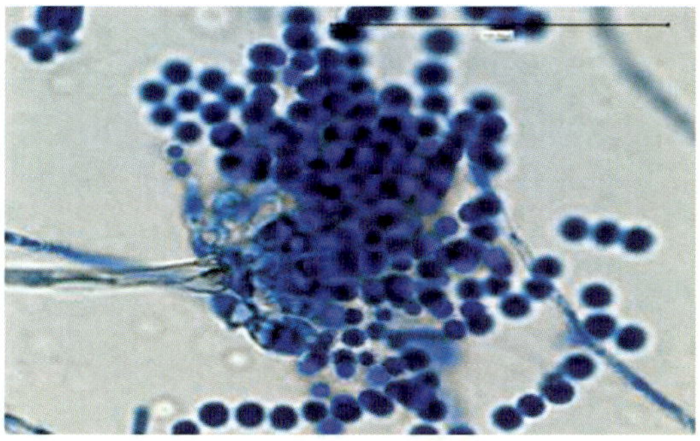

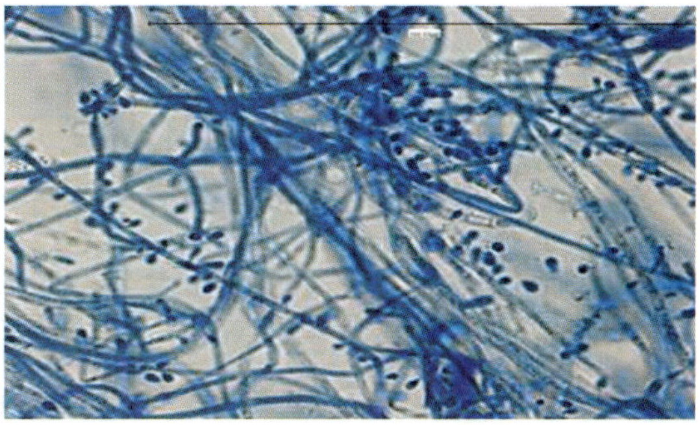

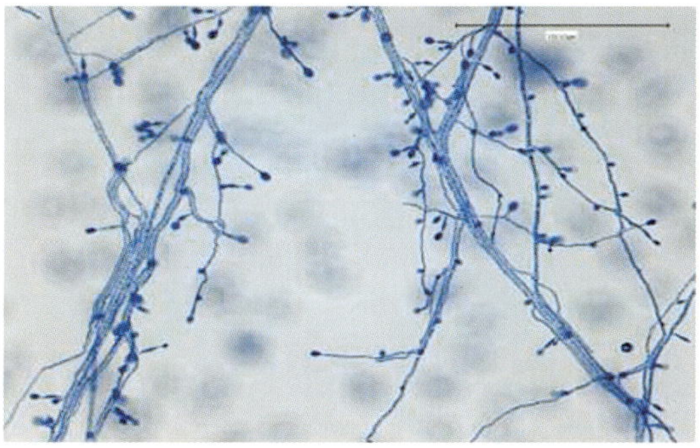

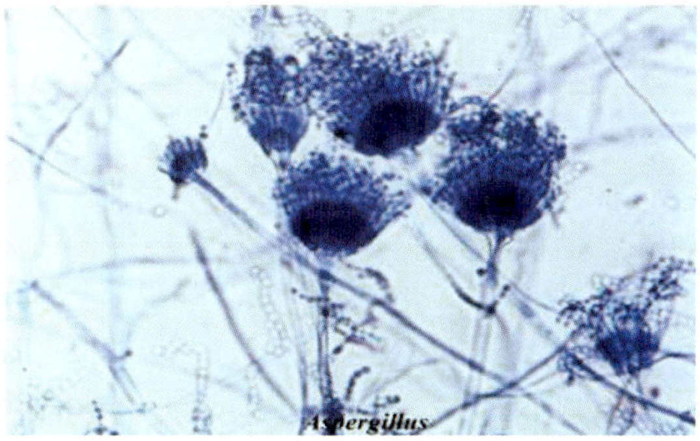

C) Albicans의 후막포자(LPCB염색)

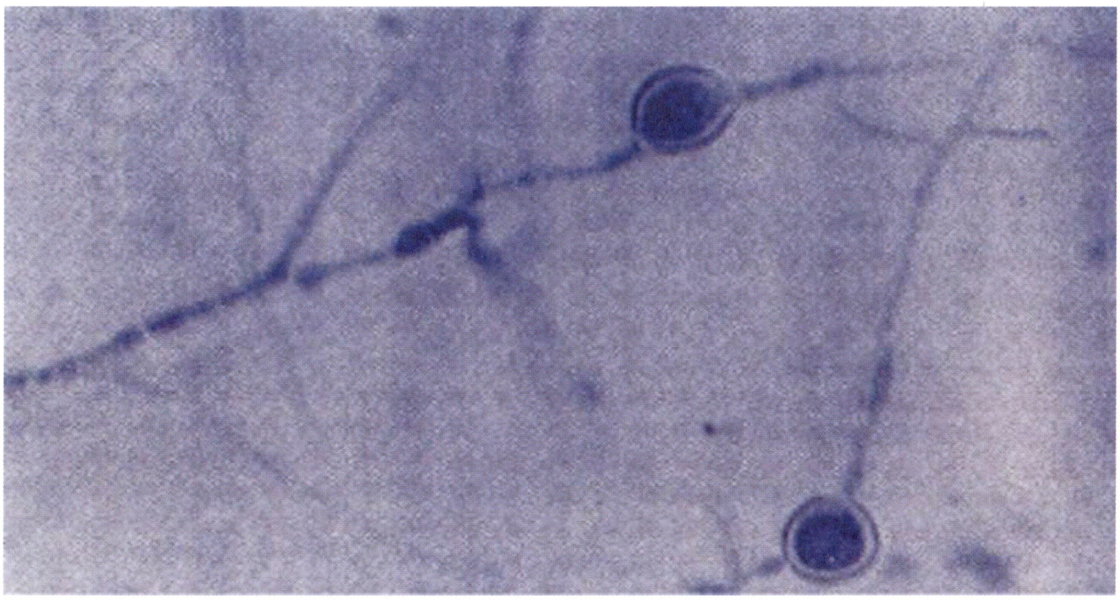

5. Hair perforation test(모발 천공 시험)

1) Tube에 10% Yeast추출액을 넣고 건강한 모발을 소독 후 넣어 2주간 배양한다.
2) 배양 후 현미경으로 모발에 천공하여 진균이 자라는지 확인한다.
3) 모발 외면에 자라는지 진균인지 내면에 자라는지 진균인지를 확인하여 양성과 음성으로 구분한다.
4) T. Mentagrophyte는 양성, T. Rubrum은 음성의 대표적 진균이다.

* 모발은 구성 성분이 케라틴으로 되어 있어 양성 진균은 우리 몸의 케라틴으로 이루어진 조직에서 기생을 잘 할 수 있다고 볼 수 있다.

(모발천공시험 음성) 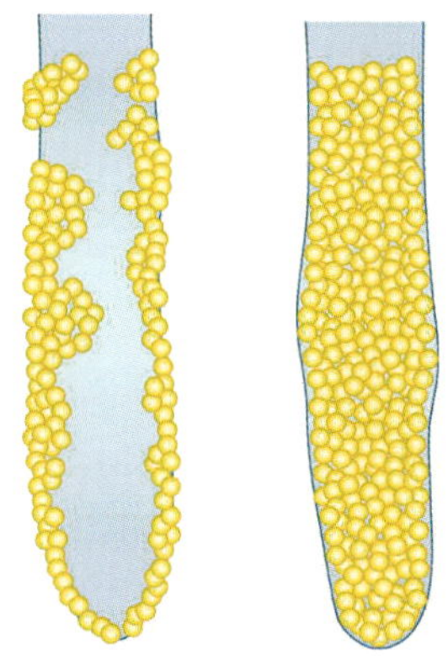 (모발천공시험 양성)

모발 천공 시험

6. Wood's Lamp(우드 등(燈) 검사법)

1) 원리

모발에 장파 자외선 365nm를 조사하면 병모(病毛)는 자외선을 흡수하는 물질이 발생되어 자외선을 흡수하여 가시광선의 형광 물질을 방출하여 우리 눈에 청색의 형광색소로 보이게 된다.

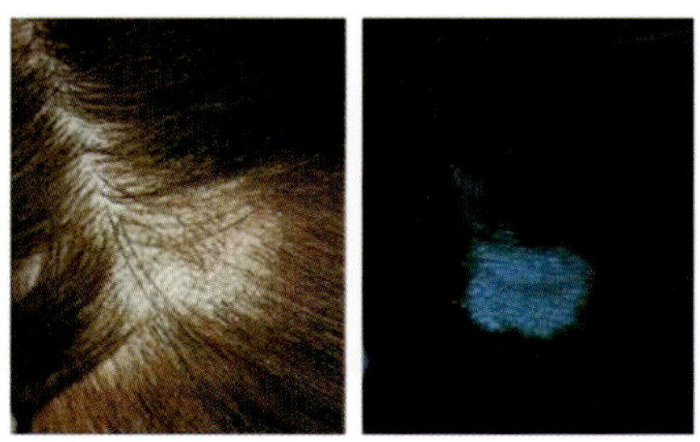

(1) 푸른 형광성 색소를 발휘하는 대표적 균주로는 M. canis, M. audouinii, M. ferrugineum, M. Distortum, T. Schoenleinii, M. Gypseum 등이 있다.

(2) 양성인 병모는 선명한 황녹색의 형광을 나타낸다.

(3) 전풍(T. Versicolor) 환자의 병변에도 황색의 형광이 발생되므로 전풍 환자 검사에도 많이 사용한다.

7. 진균의 특수염색

1) GMS염색법(gomori methenamine silver)

조직에서 진균의 검출에 주로 사용하며 표본의 장기보존이 가능하다.

2) CFW(calcofluor white) 형광 염색법

탈 파라핀 조직의 표본에서 아주 작은 양의 진균 검사에 유용하다.

3) Mucicamine 염색법

Cryptococcus 같은 진균에서 다당류의 협막을 가지고 있는지 확인용 검사로 주로 사용한다.

4) FM(fontana masson) 염색법

세포벽에 melanin 색소의 존재 여부를 보는 검사로 Cryptococcus neoformance, Gatii는 어두운 갈색으로 양성이며 Aspergillus, Trichosporon, Candida, Fusarium 등은 음성으로 나타난다.

8. 검체에 따른 직접 경검의 해석기준

1) 각질 조직의 검체

(1) 각질 조직은 멸균 메스 등을 이용하여 검체를 채취하여 KOH 표본이나 LPCP염색을 하여 경검한다.

(2) malassezia furfur는 바나나 또는 포도송이 모양의 포자가 많이 관찰된다.

2) 객담, 기관지 세척액 검체

(1) 검체를 N-acetyl L-cystein이나 dithiothreitol을 사용하여 전처리하여 원침으로 집균하여 직접 또는 염색하여 경검한다.

(2) Candida albicans는 후막포자를 잘 형성하는 특징으로 확인할 수 있고 일반적으로 A. furmingatus 등의 진균이 관찰 확률이 높다.

(3) 하부호흡기 검체에서는 cryptococcus neoformance, Blastomyces dermatitidis, Histoplasma capsulatum, Paracoccidioides brasiliensis 등의 진균을 관찰할 수 있다.

3) 뇌 척수액(CSF) 검체

(1) CSF는 작은 수의 진균이 주로 존재하므로 5ml 이상의 많은 양의 검체가 필요하며 검체를 원침하여 침전물을 슬라이드에 얇게 도말하여 효모세포의 존재를 상세히 관찰한다. 만일 효모세포가 관찰되면 India ink나 nigrosin 습윤 표본을 만들어 협막 유무를 확인이 필요하다. 협막이 양성으로 판단되면 그람염색으로 진정한 협막인지를 확인할 필요가 있다.

(2) CSF에서 C. neoformance만이 협막 양성이고 협막이 없으면 Candida SPP.나 Candida albicance를 의심할 수 있다.

4) 조직 검체

조직 검체를 조직 표본을 여러 장 만들어 그람염색, GMS염색, HE염색을 하며 Candida, Apergillus 두 형태 곰팡이 등이 발견 가능성이 있다.

5) 농 및 삼출액 검체

(1) KOH표본으로 만들어 위상차 현미경 검사나 슬라이드 표본을 만들어 그람 염색이나 GMS염색으로 경검한다.

(2) 효묘성 진균이나 Aspergillus균이 관찰 가능하며 분아균증, 색소모세포증, 파라콕시디오이드진균증, 콕시디오이데스진균증 등을 유발하는 진균이 발견 가능성이 높다.

6) 면봉 검체

(1) 면봉 검체는 주로 수송배지에 넣기 위하여 채취하거나 도말 표본을 만들기 위하여 채취한다.

(2) 면봉 검체는 오염의 가능성이 많으므로 배양도 함께 한다.

7) 소변, 체액 검체

원침에 의한 농축액으로 표본을 만들어 염색하여 관찰한다.

제5장 진균의 배양과 분리

1. 진균분리의 목적

검체에서 원인균을 분리하고 정확하게 동정하는 것이다.

2. 정확한 동정을 위한 과정

1) 배지의 선택
2) 접종방법
3) 집락의 해석법
4) 환자의 병리적 증상
5) 채취검체 정보
6) 검체 채취부위
7) 채취방법과 시기 등의 정보가 아주 중요하다.

3. 추가적 정보

1) 환자의 거주 지역의 특성
2) 여행경로
3) 접촉한 동물
4) 항진균제 투약 유무
5) 환자의 병력 등도 추가적으로 필요하다.

1. 진균 배양을 위한 배지의 선택

1) 진균 검사는 일반적으로 일반배지와 선택배지를 주로 사용한다.

2) 일반 배양 진균배지는 배지 진균 이외의 균의 성장을 억제하기 위하여 제조 시 대부분 항생제인 Chloramphenicol을 첨가한다.

3) 진균의 성장적 특징이나 분생자 형성을 보기 위해 계대배양 배지나 동정용 배지 등의 특수 목적 배지를 사용하기도 한다.

2. 일반목적 배지

1) 일반목적 배지는 Sabouraud'S dextrose(SDA) 배지나 4% malt extract 배지 또는 액체 배지를 많이 사용한다.

2) SDA배지는 성장에 질소원 성분을 요구하는 진균이나 피부 사상균에 많이 사용한다.

3) Cycloheximide가 포함된 SDA진균은 피부사상균의 초기 분리에 이용되나 Cryptococcus와 Aspergillus는 성장 억제를 나타내기 때문에 적당치 않다.

4) Brain heart infusion(BHI) 배지는 두형태성 진균 배양에 좋다.

3. 특수목적 배지

1) Potato dextrose 배지(PDA) (분생촉진)

감자가루가 첨가된 배지로 사상균의 분생자 생성을 촉진하므로 포자 형성에 유리한 배지이다.

2) Wort 배지(PH 4.8) (맥아 배지)

맥아당이 첨가된 배지로 효모균이나 사상균의 증식에 사용하는 배지로 특히 효묘균의 집락 수 측정에 많이 사용한다.
이 배지의 산성 PH는 대부분 세균 성장을 억제하는 작용을 한다.

3) Cornmeal Tween 80배지

이 배지는 효모균의 분생자 발생을 촉진하고 특히 Candida albicans의 후막포자 생성을 촉진한다.

4) Rice grain 배지

이 배지는 Microsporum의 속의 종 감별에 많이 이용되며 M. audouinii는 이 배지에서 성장이 불량하고 퇴색되어 보이기 때문에 M. Canis와 구별된다. 또한 이 배지는 Microsporum Spp.의 대분생자 생성을 촉진한다.

4. Czapak Dox 배지

이 배지는 탄소원, 질소원 성분이 모두 들어 있는 배지로 Aspergillus, Penicilllum, Peacilomyces의 진균 배양에 좋으며 1% 옥수수 침출액을 첨가하면 Aspergillus Spp. 분생자 형성을 촉진한다.

5. Bird seed 배지

열대 아프리카의 국화과 식물인 Guizotia abyssinica의 검은씨 성분과 Creatinine이 포함된 배지로 Cryptococcus neoformans는 Phenoloxidase 생산에 의해 진한 갈색 집락을 형성한다.

6. Dermatophyte test medium(DTM 배지)

Phytone(조직편)과 Dextrose가 첨가된 배지로 피부 사상균 분리에 주로 사용된다.

7. CHROM 배지

색소 형성 배지로서 Candida SPP.의 감별하고 확정하기 위한 배지이다. C. albicans는 연초록색, C. tropicalis는 진한 청색으로 나타난다.

8. 배지 첨가제(media additives)

진균 배지에 세균이나 부생성 진균 오염을 방지하기 위하여 항생제인 Chloramphenicol을 사용하나 방선균종이 의심되는 검체는 사용해서는 안 되며 또한 특정 효모를 억제하는 Cycloheximide는 검체로부터 피부사상균을 분리할 때는 사용을 추천하지만 Scopulariopsis, Aspergillus, Candida Spp, C. neoformance와 몇몇 기회감염성 진균의 성장을 억제하기 때문에 이들 진균에는 사용하지 않는 것을 권장한다.

9. 배지 제조를 위한 용기의 선택

1) 평판배지

평판배지는 진균의 분리 동정에는 유리하나 분생자에 의한 오염 가능성이 높은 단점이 있다.

2) 마개가 있는 시험관 배지

오염과 취급에 안정성이 있으나 배양면적이 좁아 작업이 불편하고 빨리 자라는 오염성 진균에 의해 순수 분리가 불편하다.

10. 검체를 배지에 접종방법

1) 임상 검체는 가능한 많은 양을 접종하는 것이 좋다.
2) 검체를 배지에 접종하는 방법은 철선법, Plastic loop법, 면봉법, Pasteur피펫법, 미량피펫법, 일회용 주사기법 등이 있다.
3) 위험한 진균은 일회용 기구를 사용하는 것이 바람직하다.
4) 액체 검체는 배지 표면에 고르게 접종한다.

11. 진균의 배양

1) 사상균은 25~30℃, 효모균은 35~37℃, A. furmingatus는 45℃ 배양에서 가장 잘 자란다.
2) 대부분의 진균은 PH(5.0-6.0)의 낮은 산성 조건을 잘 자란다.
3) 장기배양으로 인하여 배양기간 중간에 수분을 보충이 필요하다.
4) 호지질성 진균은 olive oil이나 Tween80을 첨가해 주면 잘 자란다.
5) 접합균류는 3~4일, 피부사상균은 5~7일, 두 형성 진균은 14일 정도의 기본적 배양이 필요하며 아주 느리게 자라는 진균은 21일 이상을 요구하는 등 진균의 자라는 기간이 각각 다르므로 배양 기간에 따른 진균 종의 감별 예측에 참조한다.

12. 배양 결과의 해석

1) Histoplasma capsulatum, Coccidiodes immitis 등과 같이 드물게 분리되는 진균은 검체 종류와 관계없이 감염으로 간주하고 대책을 즉시 마련한다.
2) Candida spp., Aspergillus spp. 등은 검체가 어디서 분리되었는지를 고려하여 해석한다.
3) 혈액, CSF, 흉막액 등 무균 검체에서 배양된 진균은 대체로 감염성 진균으로 본다.
4) 고름, 대변, 객담, 소변 등의 검체에서 분리된 진균은 오염 가능성도 생각한다.
5) 배양 결과 해석에 배지의 성장속도, 온도, 집락의 모양, 표면의 색깔, 색소 생성 여부 등을 종합적으로 고려하여 해석하여 판단한다.

13. 분리된 진균의 동정을 위한 과정

1) 성장속도, 집락의 모양 현미경적 관찰형태, 생화학적 특징 등의 다다적 과정을 통하여 진균을 동정해 나간다.
2) 동정 단계: 집락의 육안적 관찰-균사의 슬라이드 제작-염색-현미경 형태관찰-특성 확인 등의 검사 순으로 대부분 진행하여 나간다.

14. 임상 검체 별 자주 분리되는 진균

① 피부: Candida spp., Epidermophyton, Microsporum, Trichophyton, Trichosporn spp.
② 모발: Microsporum, Trichophyton, Trichosporn, Piedria spp.
③ 손·발톱: Acremonium, Aspergillus, Hendersonula, Fusarium, Candida, Spp.
④ 눈: Acremonium, Aspergillus, Fusarium, Candida spp.
⑤ 귀: Aspergillus, Candida spp.

15. 면봉 검체에서 자주 분리되는 진균

면봉으로 채취하는 검체는 구강, 코, 인두, 눈, 여성의 생식기, 요도, 상처, 궤양, 바깥귀길(외이도) 등 다양한 신체부위에서 채취되어 검사실로 수송된다. 이런 검체에서 자주 분리되는 진균은 Aspergillus spp., Candida spp., Fusarium spp. 등이다.

16. 혈액에서 자주 분리되는 진균

혈액배양에서 자주 분리되는 진균은 Candida spp. Cryptococcus spp. Histoplasma spp. 등이며 사상형은 매우 드물고 효모형 진균이 혈액에서 자주 분리된다.

17. 객담 및 기타 호흡기 검체에서 자주 분리되는 진균

Aspergillus, Mucor, Rhizopus, Blastomyces, Candida, Coccidioides, Cryptococcus, Geotricum, Paracoccidioides, Histoplasma, Sporothrix spp. 등이 대표적인 호흡기 감염성 진균이다.

18. 뇌척수액(CSF) 검체에서 자주 분리되는 진균

Candida, Coccidioides, Cryptococcus, Histoplasma spp. 진균으로 혈액으로 감염되는 진균들이 뇌척수 감염을 잘 일으킨다.

19. 소변 및 기타 체액 검체에서 자주 분리되는 진균

1) 소변: Candida spp., Cryptococcus spp. 등이 자주 분리된다.
2) 흉막액, 복수액, 윤활액: Aspergillus spp., Candida spp. 등이 자주 분리된다.
3) 분비물: Candida spp. 계통이 가끔씩 분리된다.
4) 골수: Candida spp., Cryptococcus spp., Histoplasma spp. 등이 가끔씩 분리된다.

20. 고름 및 기타 삼출액 검체에서 자주 분리되는 진균

Blastomyces spp., Cladosporium spp., Coccidioides spp., Cryptococcus spp., Exophiala spp., Fonsecaea spp., Fusarium spp., Histoplasma spp,, Sporothrix spp., Phialophora spp.

21. 대변 검체에서 자주 분리되는 진균

대변에서 주로 분리되는 검체는 Candida spp.이다.

제6장. 효모의 동정

1) 효모성 진균은 출아(budding)에 의해 생식한다.

2) 집락은 매끄럽고 반들거리며 습기가 많이 있고 때로는 건조한 집락을 형성하기도 한다.

3) 집락의 색은 흰색, 크림색, 황갈색, 분홍색, 오렌지색 등으로 다양하게 보인다.

4) 효모는 검사실에서 일반적으로 자주 불리되는 진균이지만 병원성을 나타내는 것은 드물다.

5) 효묘성 진균이 잘 나타날 수 있는 질환

i) 신체의 면역체계의 붕괴, ii) 항생제나 코르티코스테로이드 혹은 세포독성 약제를 치료제로 장기간 사용한 경우, iii) 정맥 내 카테터 삽입, iv) 당뇨병, v) 정맥 내 약물 오남용을 한 사람 등이다.

1. 효모균의 일반적 특징

1) 출아세포와 가성균사를 형성한다.

2) 균사체는 병원성이 있으며 생활환경이 불량해지면 후막포자를 형성한다.

3) 효모균 중 주요 종은 C. albicans가 있으며 A, B 두 가지 혈청형이 있다.

4) 외상, 화상, 영양실조, 암환자, 에이즈 등 면역력이 약한 사람에게 감염 위험이 높다.

5) 진균이 분비하는 단백분해 효소와 각질 용해성 효소 등으로 피부나 점막을 통해 인체에 침범한다.

6) 가성균사에서 병원성 물질이 분비되고 분아포자는 비 병원체에서 볼 수 있다.

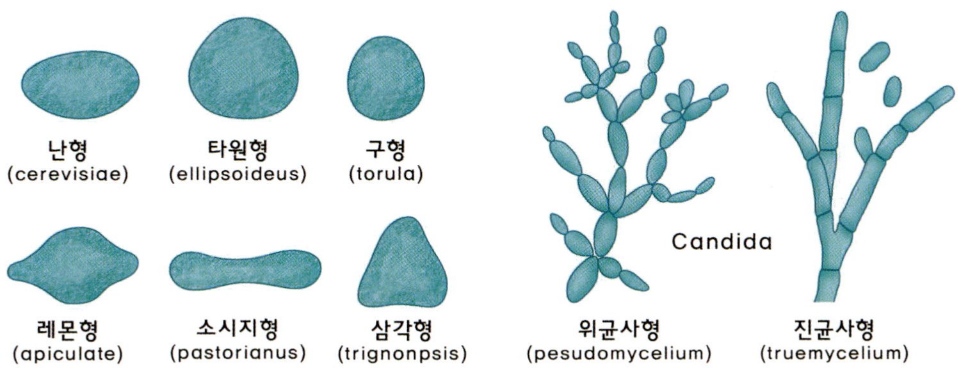

2. 효모균의 현미경적 검사

1) 삼출액, 객담, 피부생검 등을 직접 염색하여 출아형 세포를 관찰할 수 있다.
2) 직접 경검에서 협막 유무, 가성균사, 진성균사, 분절포자, 효모의 크기, 형태 등을 관찰할 수 있다.
3) 분아세포의 크기, 형태, 분아세포의 수, 부착 상태 등을 확인한다.
4) 무균적 검체에서 효모균을 발견되면 감염일 가능성이 높다.
5) 뇌척수에서 India ink법으로 관찰하여 협막이 두꺼운 세포를 발견되면 cryptococcus neoformans일 가능성이 많다.
6) 객담, 분변, 요 등에서 효모균이 발견되고 임상증상이 있으면 감염 가능성이 많다.

3. 배양

BAP. SDA에 배지에 접종하여 25℃나 37℃에 배양하면 24~48시간 후에 크림색의 백색집락을 관찰할 수 있으며 무균 검체가 아니면 균의 감염을 단정하기 어렵다.

4. 배양온도에서 발육 상태

병원성 효모는 대부분 25~37℃에서 잘 발육되나 비병원성 효모는 37℃에서 잘 발육되지 않는다.

5. 효모성 진균의 동정

1) Cryptococcus neoformans. Gattii는 하부호흡기계에 유일한 전형적인 효모균이다.
2) Candida Spp. 중 Abicans의 동정은 발아관 시험(germ tube 법)으로 확인한다.

6. 효모성 진균의 종별 특성

1) Candida albicans

(1) 병원성: 칸디다증의 가장 일반적인 원인체이다. 신체의 어느 부위에서나 급성, 아급성, 만성 감염을 일으킨다. 피부, 입, 여성의 질 내, 소화기계에 상재균으로 잘 존재한다.

(2) 성장속도: 성장속도가 빨라 3일 내에 완전 성숙이 일어난다.

(3) 집락의 모양: 크림색으로 말랑말랑하고 부드러우며 BAP나 초콜릿 배지와 같은 증균 배지에서 배양하면 집락의 가장자리에 가시처럼 삐죽삐죽한 돌기가 생성되는 특징이 있다. CHROM agar Candida 배지에서의 집락은 녹색이다.

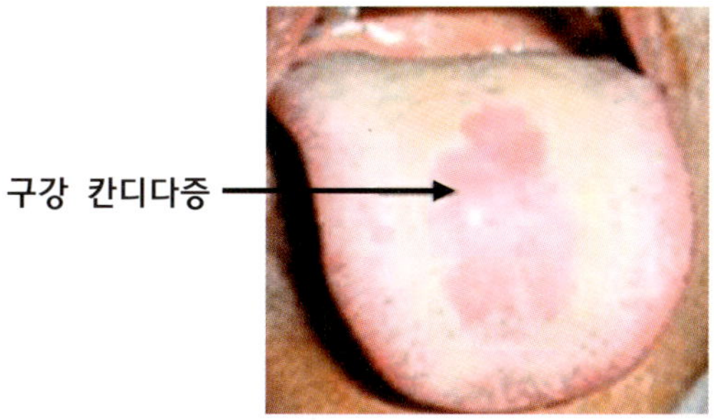

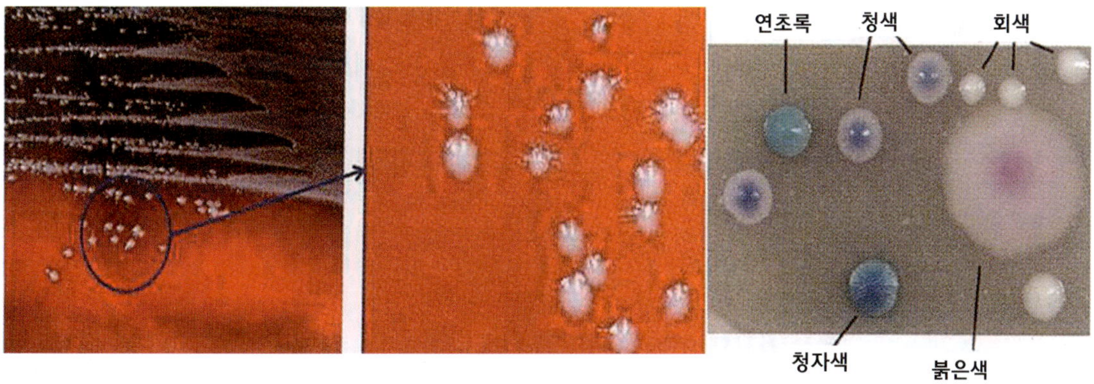

(BAP배지) (chocolate 배지) (CHrom 배지)

진균에 의한 다양한 인체 감염증

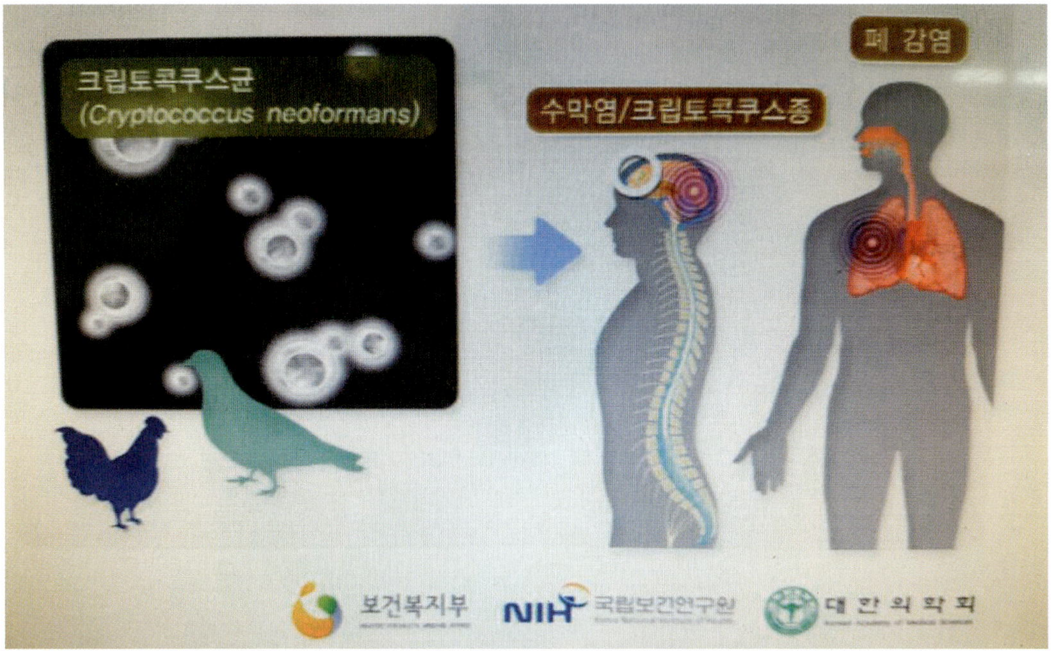

Cryptococcus neoformans에 의한 뇌수막염

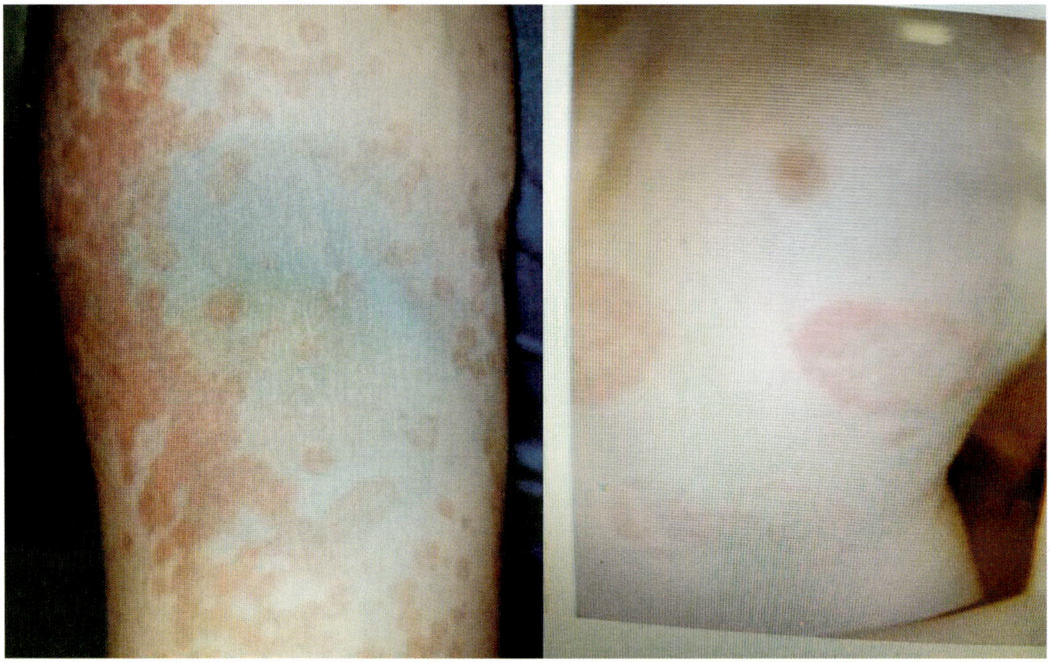

malassezia spp에 의한 피부 어루러기

(4) 현미경적 형태

i) 효모세포는 3~8㎛ 정도로 둥글거나 타원형으로 주로 잘 나타난다.

ii) Cornmeal-Tween 80 배지에서 25℃로 72시간 배양하면 격막이 있는 둥근 분아분생자와 함께 가성균사와 진성균사가 혼재되어 보인다.

iii) 크고 두꺼운 세포벽 종말후막분생자가 특징적으로 형성되어 나타난다.

iv) 일반적으로 30~37℃ 배양에서는 후막분생자 형성이 억제된다.

v) Germ tube 검사에서 Candida dubliniensis와 함께 양성을 보이기 때문에 두 균의 감별은 아주 중요하다.

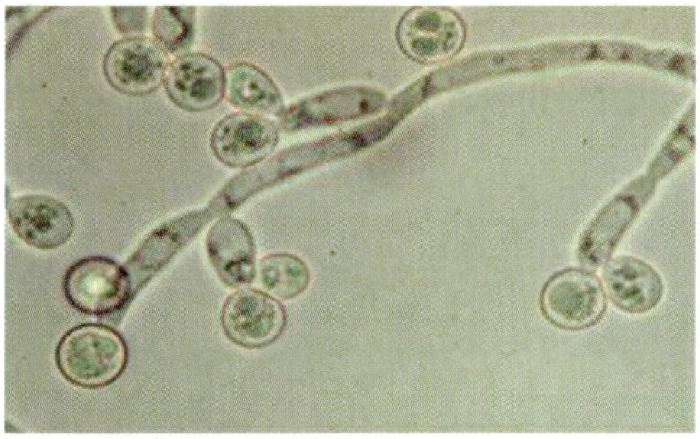

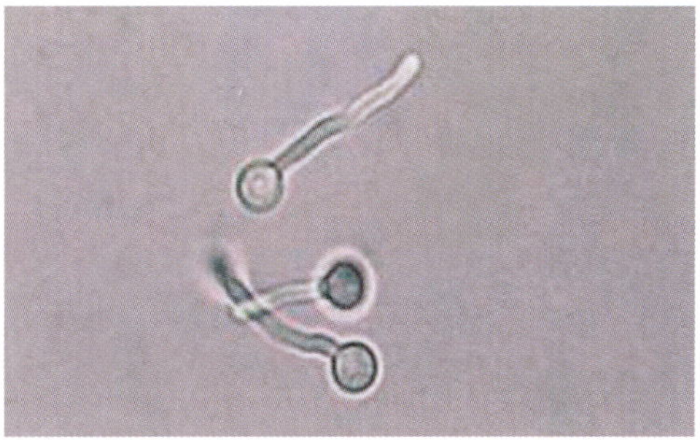

(5) Candida albicans의 균학적 특징

i) SDA에 배지에 광택이 있는 백색의 습윤성 집락이 나타난다.

ii) 1주일 정도 배양하면 균사가 배지 내로 침입되면서 성장하는 특색이 있다.

iii) 집락에서 특정적인 효모 향의 술 냄새가 난다.

iv) SDA배지 상에 초기는 출아세포가 생기며 차츰 가성균사가 생긴다.

v) EMB agar에 배양하면 발아관을 관찰할 수 있다.

vi) Com meal agar에 배양하면 후막포자, 가성균사, 출아세포 등을 잘 관찰할 수 있다.

vii) germ tube test(발아관 시험) 양성이다.

viii) Sucrose, Glucose, Galactose, maltose의 당을 이용한다.

ix) C. albican는 혈청형 A, B형 두 가지가 있다.

2) Candida dubliniensis

(1) 병원성: 홍반선 구강 내 칸디다증을 잘 일으키며 면역결핍 질환인 에이즈 환자 등에 신체의 여러 기관에 칸디다증이 잘 발생된다.

(2) 전 세계적으로 많이 분포되어 있으며 항진균 약제인 fluconazole을 반복적으로 사용하는 환자에서는 내성을 잘 나타낸다.

(3) 성장속도: 성장속도가 빨라 3일~5일 내에 완전 발육하는 특성이 있다.

(4) 집락의 모양: 집락은 연한 겨자색으로 몽실몽실하고 윤기가 있으며 부드러운 느낌이 있으며 집락의 중앙에 작은 돌기가 형성되는 특징이 있으며 5% CO_2에 배양하면 돌기가 소멸된다.

(5) CHROM agar에서 집락은 녹색이지만 C. albicans보다 연한 녹색을 나타낸다.

(6) 현미경적 형태

i) C. albicans와 아주 비슷하지만 Cornmeal-Tween 80 배지에서 25℃로 72시간 배양하면 가성균사와 진성균사가 혼합적으로 나타나며 격막부위에 분아분생자가 다발을 이루며 나타난다.

ii) 크고 두꺼운 세포벽의 종말후막분생자가 특징적으로 집단으로 형성되지만 C. albicans는 종말후막분생자는 잘 생기지 않는 특징이 있다.

iii) C. albicans와 같이 발아관(germ tube) 형성에서 양성을 보인다.

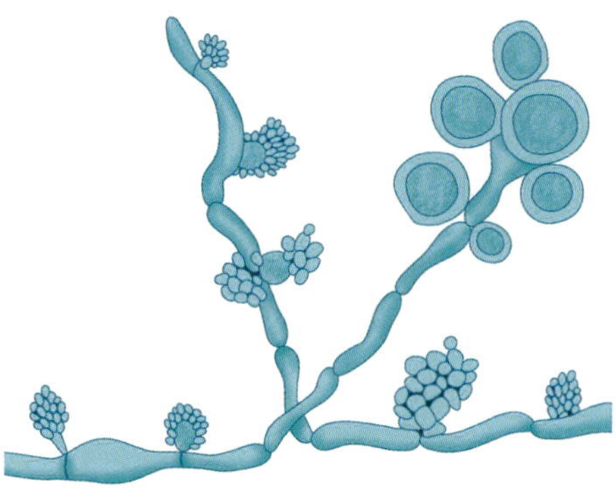

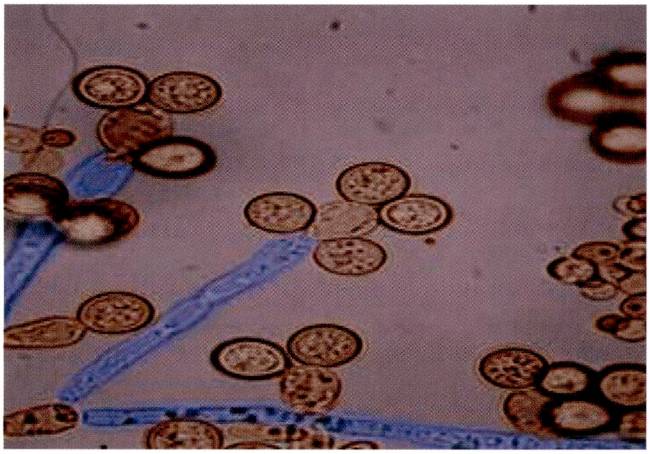

3) Candida lusitaniae

(1) 병원성: 면역기능 저하 환자에서 기회감염균으로 잘 작용하며 일부 균주는 amphotericin B에 저항하는 특징이 있다.

(2) 성장: 성장속도가 빨라 3~5일 내에 성숙하는 신속발육성 진균에 속한다.

(3) 집락의 모양: 집락이 크림색으로 매끄럽고 반짝반짝한 광택성을 보이는 특징이 있다.

(4) 현미경적 형태

i) 일차 배지에서 효모세포는 6~10㎛ 정도의 둥글거나 타원형이다.

ii) Cornmeal-Tween 80 배지에서 72시간 배양하면 가늘고 분지된 형태의 긴가지를 치며 굽은 형태의 가성균사에 분아분생자가 신장하여 짧은 연쇄사슬을 이룬다.

iii) 형태학적으로 C. tropicalis와 C. parapsilosis와 비슷하지만 cellobiose를 발효하고 rhamnose를 동화작용 양성을 나타내는 점이 다르다고 볼 수 있다.

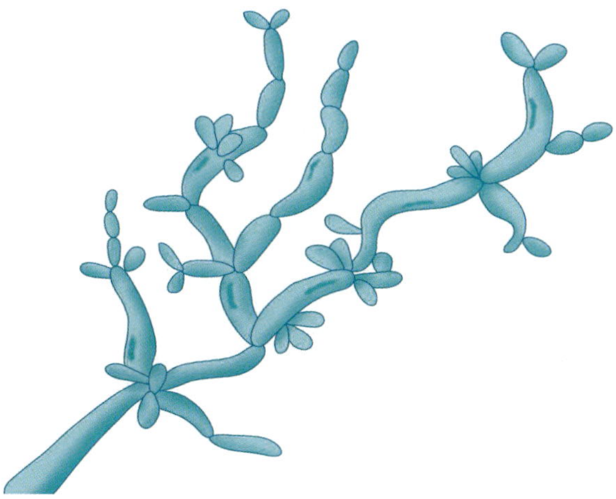

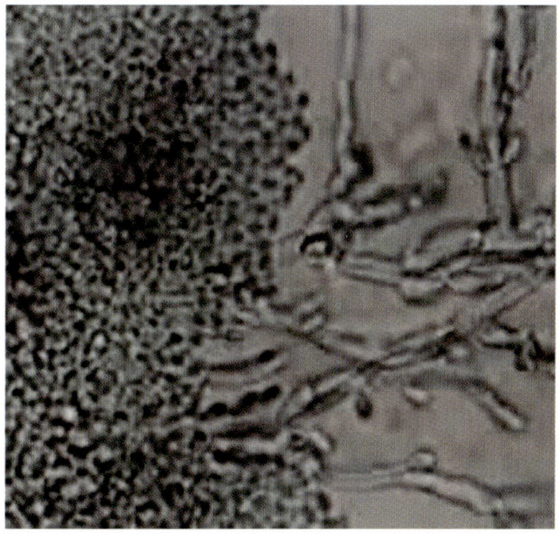

4) Candida tropicalis

(1) 병원성: C. tropicalis는 면역기능 저하 또는 항생제나 코르티코스테로이드 장기 사용 환자에게 감염 위험이 높은 효모성 진균이다.

(2) 성장속도: 성장속도가 빨라 3일 내에 완전한 성장을 하는 진균으로 신속발육 진균에 속한다.

(3) 집락의 모양: 집락은 겨자색으로 집락주변에 주름이 형성되며 균사체는 공중균사체로서 머리카락처럼 수북하게 자란다. CHROM agar에서 금속성 광택의 청색을 보이는 특징으로 나타난다.

(4) 현미경적 형태: 분아세포는 5~10㎛ 정도의 둥글거나 타원형이며 Cornmeal-Tween 80 배지에서 25℃로 72시간 배양하면 단독으로 분아분생자를 형성하며 가성균사를 따라 2~3개 아주 작은 집단으로 분아분생자가 형성된다. 드물게 진성균사와 원형의 후막 포자를 형성한다. 임상검사 검체에서 아주 유사한 형태의 효모가 잘 발견될 수 있어서 관찰에 주의한다. 이 경우 sucrose 당 이용 능력 시험으로 구분할 수 있다.

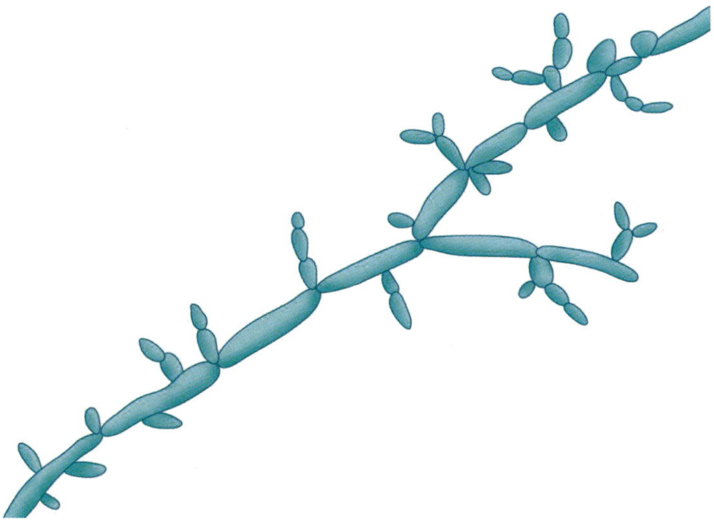

5) Candida krusei

(1) 병원성

i) 면역기능 저하자나 이 진균에 감수성 있는 환자 또는 항생제 장기 사용자에서 기회성 감염을 잘 일으킨다.

ii) 항진균 치료제인 fluconazol에 내성을 보이는 특징이 있다.

(2) 성장: 성장속도가 빨라 3~5일 내에 신속히 성숙되는 신속 발육성 진균에 속한다.

(3) 집락의 모양: 집락은 크림색으로 편평하고 때로는 건조하며 납작한 집락을 형성하며 집락 주변에 짧은 머리카락 같은 균사를 생성되기도 한다.

(4) 현미경적 형태

i) 1차 배지에서 효모세포는 둥글거나 타원형으로 6~10㎛ 정도로 길게 자라는 특징을 보인다.

ii) Cornmeal-Tween 80 배지에서 72시간 배양하면 가성균사를 생성하며 분아분생자는 짧은 막대기 같은 모양을 형성한다.

iii) 아넬라이드를 형성하는 Blastoschizomyces captiatus와 혼돈할 수 있으며 생화학적 검사로 구별할 수 있다.

iv) 생화학적 특성에서 C. inconspicua와 C. norvegensis와 아주 유사하지만 Cycloheximide에 감수성이며 포도당 발효, glactose 동화시험 음성으로 구분할 수 있다.

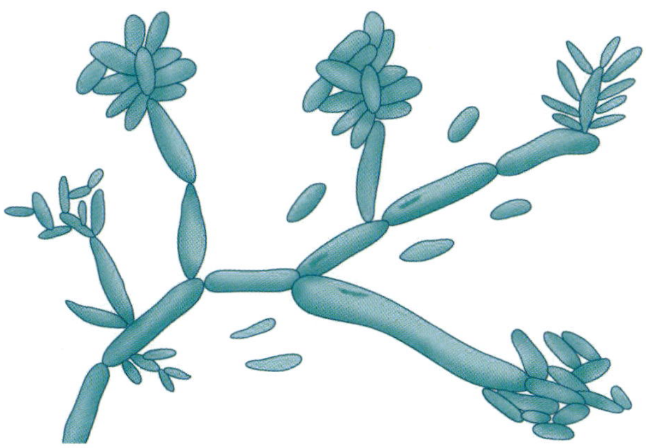

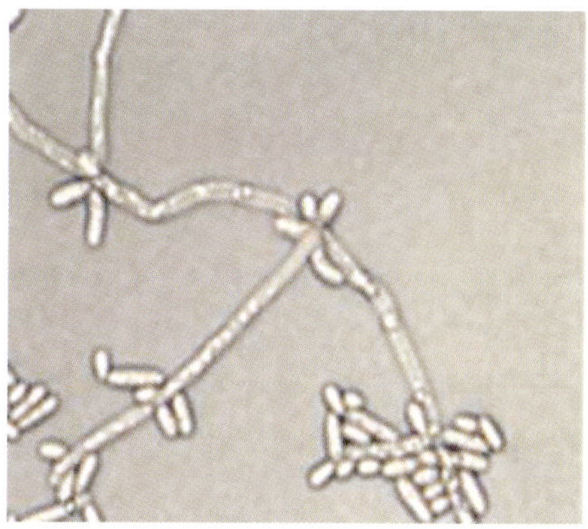

6) Candida kefyr

(1) 병원성: 대체로 비병원성으로 많이 존재하지만 면역기능 저하 환자나 항생제 장기 사용자는 이 진균의 감염에 취약하다.

(2) 성장속도: 성장속도가 빨라 3~5일 내에 완전 성숙된 집락을 형성한다.

(3) 집락의 모양: 집락이 매끄럽고 흰색에서 크림색, 집락을 많이 형성된다.

(4) 현미경적 형태

ⅰ) 일차 배지에서 효모세포는 6~10㎛ 정도의 둥글거나 타원형이다.

ⅱ) Cornmeal-Tween 80 배지에서 72시간 배양하면 가성균사를 가끔 형성한다.

ⅲ) 분아분생자가 평행되게 줄을 지어 나타나는데, 마치 강에 통나무가 떠 있는 것 같은 특징적인 형상이 관찰된다.

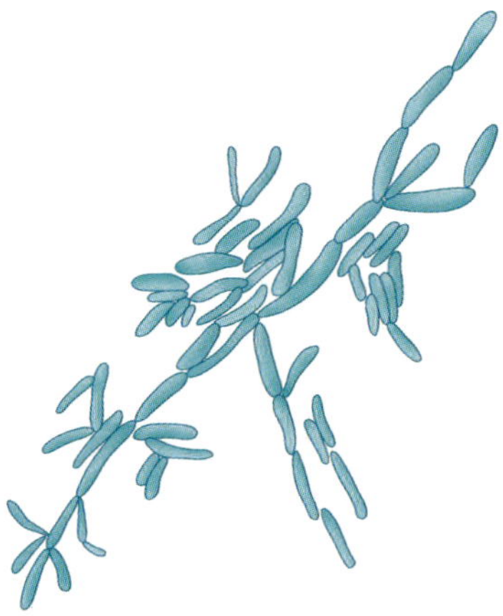

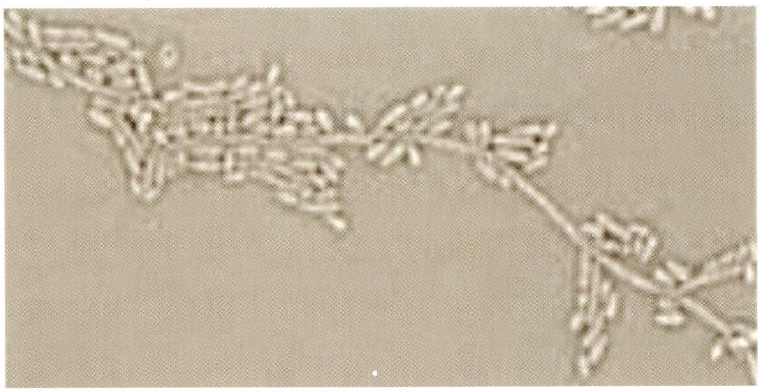

7) Candida parapsilosis

(1) 인체감염직 특징

ⅰ) 면역부전 환자나 항생제 호르몬 치료제의 장기 사용자는 이 진균에 감염에 취약하다.

ⅱ) 이 진균은 체질에 따라 이 진균에 민감한 사람은 잘 감염되는 특징을 보인다.

ⅲ) 이 균은 C. albicans 다음으로 진균성 심내막염과 신생아 침습성 감염의 원인체이다.

(2) 성장: 성장속도가 빨라 3일 내에 완전 성숙하는 신속 발육성 진균이다.

(3) 집락의 모양: 크림색 집락과 집락의 크기가 크게 형성하며 다양한 형태의 집락이 나타나기도 한다.

(4) 현미경적 형태

ⅰ) 일차 배지에서 배양된 효모세포는 3~8㎛ 정도의 타원형으로 잘 보인다.

ⅱ) Cornmeal-Tween 80 배지에서 25℃로 72시간 배양하면 짧은 형태의 가성균사가 집단적으로 나타나며 드물게 대형균사체도 나타난다.

ⅲ) 짧은 가성균사가 굽은 모양으로 나타나기도 하고 머리카락처럼 집단적으로 뭉쳐 보이는 게 이 진균의 두드러진 특징이다.

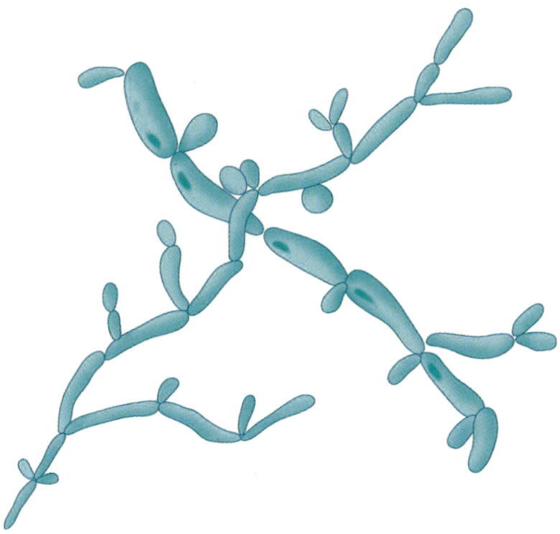

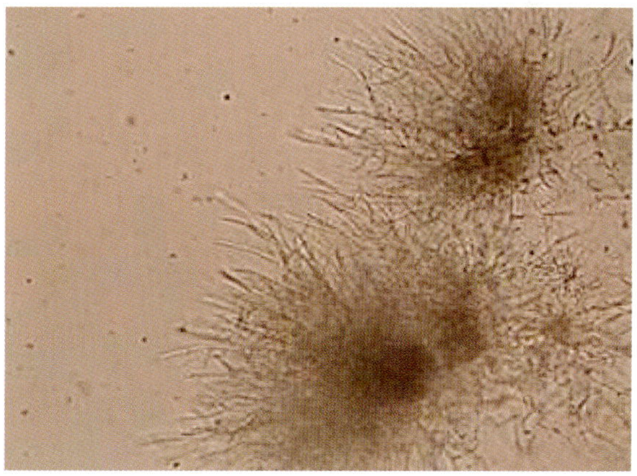

8) Candida lipolytica

(1) 병원성: 기회감염성 진균이며 임상에서 드물게 나타나는 진균으로 면역기능 저하나 항생제를 장기 사용자는 감염이 잘 되어 위험을 초래한다.

(2) 성장: 성장속도는 다른 Candida spp.에 비해 천천히 자라는 특징을 보인다.

(3) 집락의 모양: Cornmeal-Tween 80 agar 25℃에서 72시간 배양하며, 색상은 흰색과 연노랑색이며 가장자리가 매끄럽고 연약한 주름을 가진 집락이 형성된다.

(4) 현미경적 형태: 1차 배지에서 효모세포는 타원형이며 6~16㎛ 정도로 크기에 보인다. Cornmeal-Tween 80 배지에서 72시간 배양하면 가성균사와 진성균사가 짧은 사슬을 이루며 C. krusei와 생화학적으로 유사하지만 형태학적 차이점과 cycloheximide 내에서도 성장할 수 있으며 포도당을 발효하지 않는 특징을 보이는데 이것으로 구분할 수 있다.

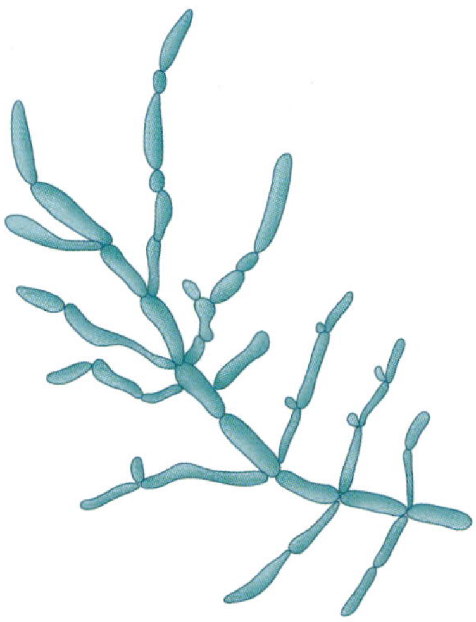

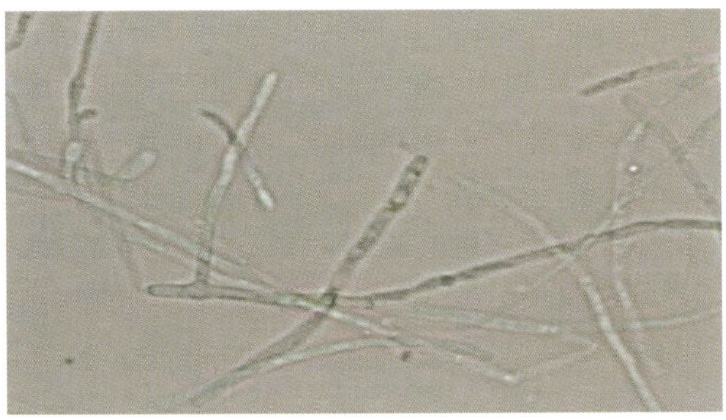

9) Candida glabrata

(1) 병원성: 인체의 순환 혈액이나 생식기계통에 잘 감염되는 특성이 있으며 폐를 비롯하여 인체의 다른 장기에도 잘 감염을 일으킨다. 간혹 건강인에게도 발견되기도 하고 항진균 약제에 대한 내성이 높으며 amphotericin B도 내성을 나타내기 때문에 치료가 잘 되지 않는 위험한 진균류로 볼 수 있다.

(2) 성장속도

i) 성장속도가 빨라 3~5일 내에 성숙하며 다른 칸디다종보다 성장이 약간 느리다.

ii) 콜레스테롤이 첨가된 배지에서 잘 자라는 특성을 집락에서 볼 수 있다.

iii) 이 진균은 MacConkey 배지에서 아주 작은 집락을 형성하거나 일반적인 진균 배양배지에서 bile disk 주변에 잘 자라는 특징을 보인다.

(3) 집락: 집락이 작은 효모양 집락을 형성하며 연약하고 가장자리가 매끄러우며 흰색 집락이 형성되는 것을 볼 수 있다.

(4) 현미경적 형태: Cornmeal-Tween 80 배지에서 배양하면 세포의 크기가 4~8㎛로 다양하며 타원형 효모세포에 한 개의 협막이 없는 분아세포가 형성된 것이 관찰되며 가성균사를 형성하지 않는 특성이 있다.

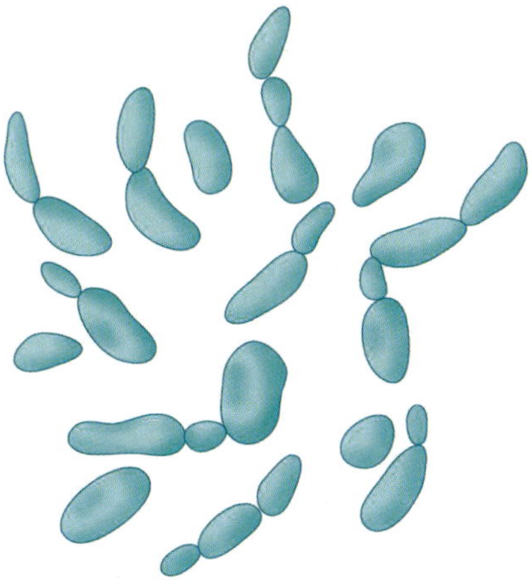

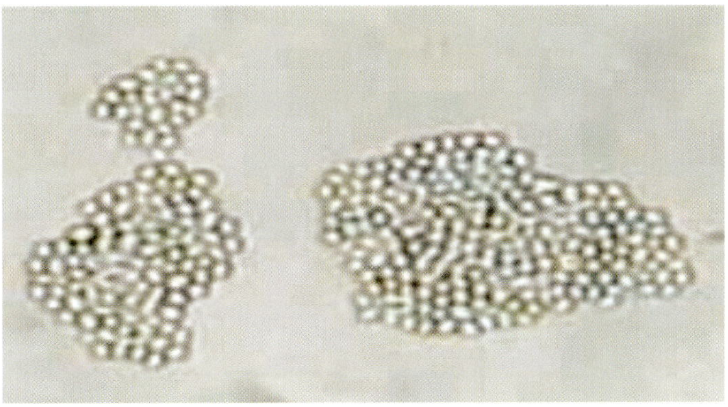

10) Candida guilliermondii

(1) 병원성: 통상적으로 비병원성을 나타내지만 심내막염, 골수염, 피부밑 감염, 비뇨기 감염 및 파종성 혈관 염증질환 환자에서 가끔 분리되며 면역기능이 저하된 환자에서의 감염은 상당히 위험한 진균이다.

(2) 성장속도: 성장속도가 빨라 3~5일 내에 완전히 성숙된 집락을 형성한다.

(3) 집락의 모양: Cornmeal-Tween 80 agar에서 크림색 또는 분홍색을 나타내며 편평하고 윤기 있으며 집락의 가장자리가 매끄러운 집락의 특성을 보인다.

(4) 현미경적 형태: 일차 배지에서 효모세포는 타원형에서 6~12㎛ 정도로 집단을 이루며 성장하고 Cornmeal-Tween 80 배지에서 72시간 배양하면 짧은 가성균사가 몇 개의 덩어리를 형성하며 진성균사는 나타나지 않는 특징을 보인다.

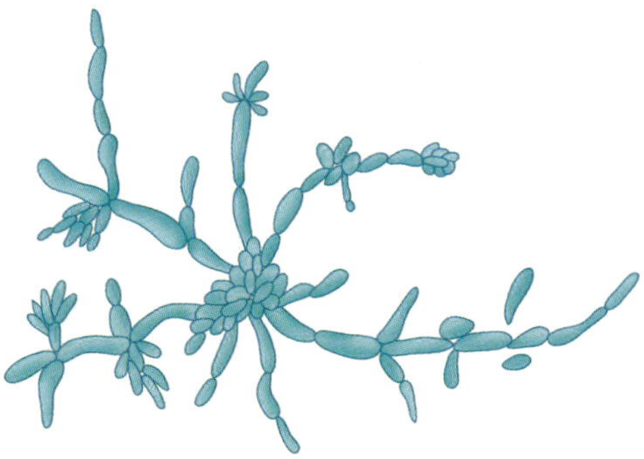

(변형)

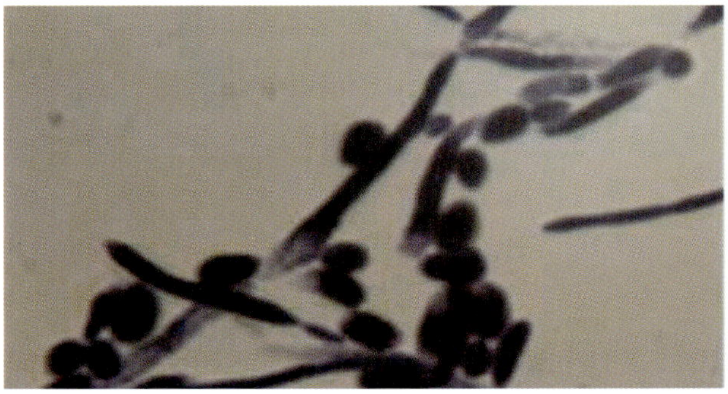

11) Cryptococcus neoformans

(1) 병원성

i) 중추신경조직에 잘 침범하며 크립토콕쿠스증의 원인균이다. 가끔 피부, 뼈, 폐 및 기타 내부 장기 부위에 아급성 및 만성염증성감염을 잘 유발한다.

ii) C. neoformans에 의한 수막염은 AIDS 환자에서 자주 발생한다.

iii) C. neoformans와 C. gattii를 제외한 다른 종들은 일반적으로 비병원성으로 간주한다.

iv) C. neoformans는 비둘기의 분변에 오염되어 전파되는 경우가 많으므로 비둘기서식처 주위에는 감염에 주의한다.

(2) 성장속도: 성장속도가 빨라 3일 내에 완전히 성숙된다.

(3) 집락의 모양: 배양 3일경에 신속발육 배양된 집락은 납작하고 평평하게 보이며 촉촉하게 빛나며 일반적으로 점조성이고 가장자리가 매끈하다. 처음에는 크림색이며 시간이 지남에 따라 황갈색이 된다. 통상 25℃나 37℃에서 성장속도는 다른 종들과 같이 성장을 보이지만 다른 종들은 37℃에서 배양한다면 잘 자라지 않는 특징이 다른 점으로 보인다. Birdseed 배지에서 갈색 집락을 형성한다.

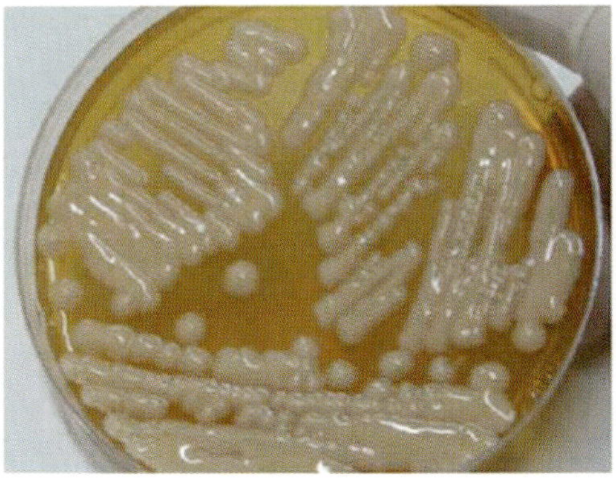
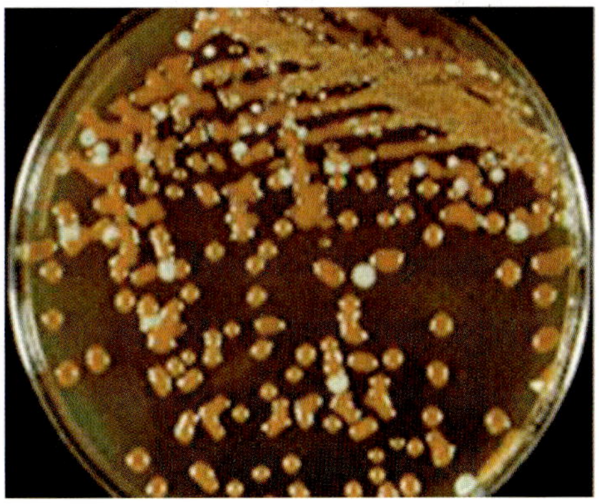

(4) 현미경적 형태

i) Cornmeal-Tween 80 배지에서 25℃로 72시간 배양된 Cryptococcus의 효모균 세포의 형태는 직경 4~8㎛의 원형이며 두꺼운 세포벽과 분아 분생자가 형성되어 있는 것이 관찰된다.

ii) 보통 균사를 형성하지 않는 특징이 있으며 다른 종보다 협막이 두꺼운 원형의 효모형 세포가 보인다.

iii) 협막은 india ink(먹물) 표본에서 가장 잘 나타나고 1% 펩톤 수용액에서 배양 성장시키면 협막물질 생성이 증가되면서 확실한 관찰을 보인다.

iv) 임상에서 일반적으로 접하는 Cryptococcus 종의 특징은 협막 관찰이 중요하다.

v) C. neoformans와 C. gattii는 caffeic acid 검사로 다른 Cryptococcus 종과 쉽게 감별할 수 있다.

vi) C. neoformans는 canavanine glycine bromothymol blue(CGB) 배지인 효모균 감별 배지를 사용하면 C. gattii와 잘 구별할 수 있다.

(CGB 배지 양성과 음성 성상)

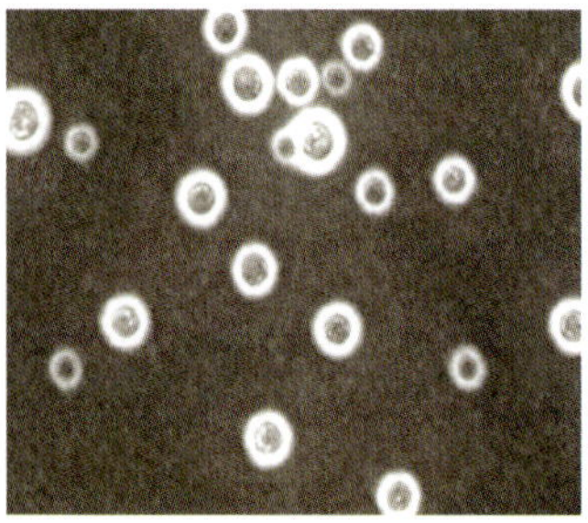

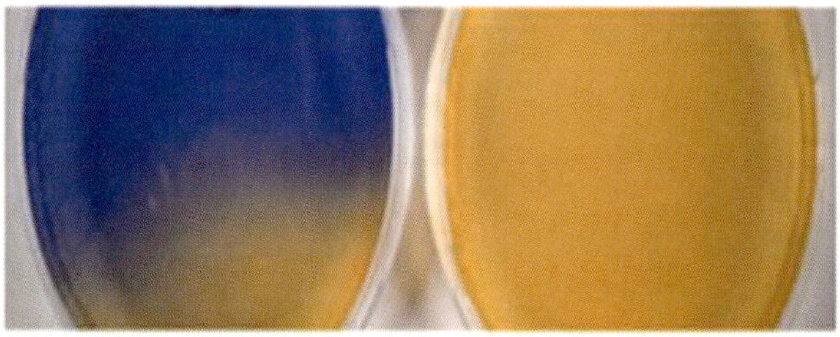

청색 : 양성　　황색 : 음성

12) Cryptococcus gattii

(1) 병원성

i) C. neoformans와 비슷하며, 최근에 병원체로서 알려졌다.

ii) C. gattii는 면역력이 정상인 사람의 폐와 뇌에서 감염을 잘 일으키는 특징이 있으며 실제적으로 Cryptococcus spp.의 전체 감염에서 C. neoformans보다 C. gattii가 감염율이 더 높다.

iii) 열대지방, 아열대지방, 온대지방에서 많이 분포한다.

iv) 최근 호주, 파푸아뉴기니, 캐나다 서·남부주 및 미국 태평양 남서부 지역에서 많이 유행하는 진균으로 분류된다.

(2) 성장속도: 성장속도가 빨라 3일 내에 완전한 성숙된 집락을 형성한다.

(3) 집락의 모양: C. neoformans와 흡사하나 CGB 색소형 배지에 다른 색소의 집락을 나타낸다.

(4) 현미경적 형태

i) C. neoformans와 비슷하지만 일반적으로 좀 더 타원형이다. C. neoformans로부터 C. gattii를 구별하는 중요한 검사방법은 canavanine glycin bromothymol blue (CGB) 배지이다. C. gattii는 CGB 배지에서 자라며 배지의 색깔을 청색으로 변화시킨다(C. gattii는 CGB 양성이다).

ii) C. neoformans는 이 배지에서 자라지 못하며 배지의 색깔도 변하지 않아 황색으로 나타난다. 두 균종은 근본적으로 치료방법이 같기 때문에 두 균종을 형태적 구별하는 것은 불필요한 경우가 많으며 반드시 종의 감별을 필요로 하는 경우는 CGB배지를 통해 감별해야 한다.

13) Malassezia spp.

(1) 병원성

ⅰ) Malassezia spp는 자연계에서 정상 무리로 많이 분포하며 일상의 환경주위에 많이 존재하는 진균류이다.

ⅱ) 건강한 피부에서 어루러기(pityriasis versicolor)를 많이 일으키는 원인성 진균류이다.

ⅲ) 여드름 등의 모낭염(folliculitis)과 머리의 비듬이 발생하는 두피 지루성 피부염 등이 잘 발생된다.

ⅳ) Malassezia는 장기간 입원 환자에서 패혈증을 잘 일으키며 중심정맥에 삽입되는 카테터의 오염을 통해 인체 감염되는 경우도 있다.

ⅴ) 이 균속은 Malassezia globosa, Malassezia furfur, Malassezia restricta 등이 일반적으로 많이 분리되며 그 외 다수의 malassezia spp.가 분포한다.

(2) 성장속도

ⅰ) 최적 성장온도가 30~35℃에서 3일 내에 성숙되며 이것은 적정온도보다 낮거나 높으며 잘 자라지 않는 특색이 있다.

ⅱ) Cycloheximide가 함유된 시험관에서 성장이 가능하고 이 균은 오일이 함유되면 더 잘 자란다는 특색이 있다.

ⅲ) 집락의 모양: 배양 시 집락의 형태는 부드럽고 매끄러운 집락에 윤기가 없으며 성장하면서 주름이 많이 형성된다.

ⅳ) 현미경적 형태: 현미경적 소견은 작은 모양의 효모양 세포가 보이며 깃이 있고 세포들이 한 쪽은 둥글고 다른 한 쪽은 뭉툭한 단면을 보이는 구조를 나타내며 병모양이나 오뚝이 모양 등으로 보인다. Safranin으로 염색하여 오일 렌즈에서 관찰하면 잘 보인다.

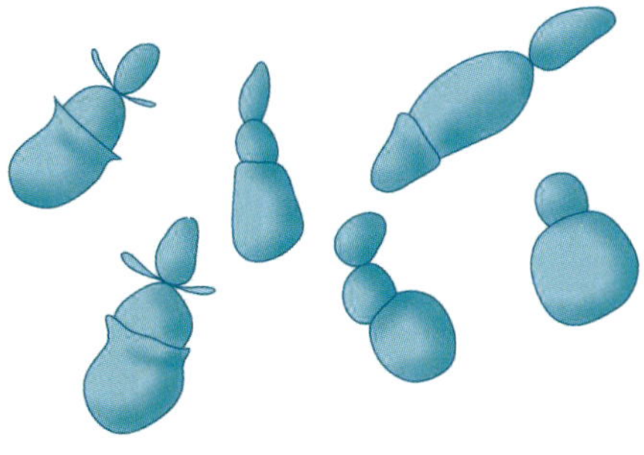

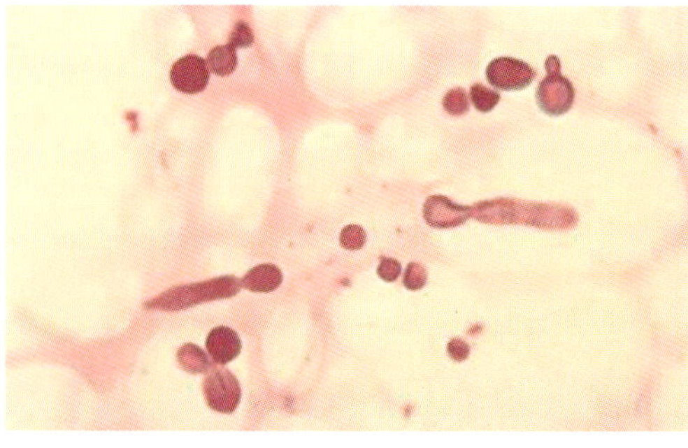

14) Rhodotorula spp.

(1) 병원성: 일반적으로 오염균으로 취급하지만 최근에는 면역기능 저하 환자에서 종종 감염의 원인균으로 되어 있으며 대부분 중심정맥관을 통한 진균혈증을 많이 유발하는 경향이 있다. Rhodotorula spp.의 이차적 감염으로 복막염(peritonitis), 수막염, 안구염(endophthalmitis) 등을 잘 일으키는 진균에 속한다.

(2) 성장속도: 성장속도가 빨라 4일 내에 완전 성장하는 신속 발육형 진균이다.

(3) 집락의 모양: 집락은 부드럽고 smooth한 효모양 형태를 많이 보이고 보통 분홍색에서 산호색을 띠지만 좀 더 진한 오렌지에서 빨간색을 띠기도 한다.

(4) 현미경적 형태: Cornmeal-Tween 80 배지에서 72시간 배양하면 분아세포는 원형, 타원형 등의 형태를 많이 보이며 드물게는 퇴화된 듯한 가성균사를 보이기도 하며 때때로 협막도 형성하는 형태로 보인다.

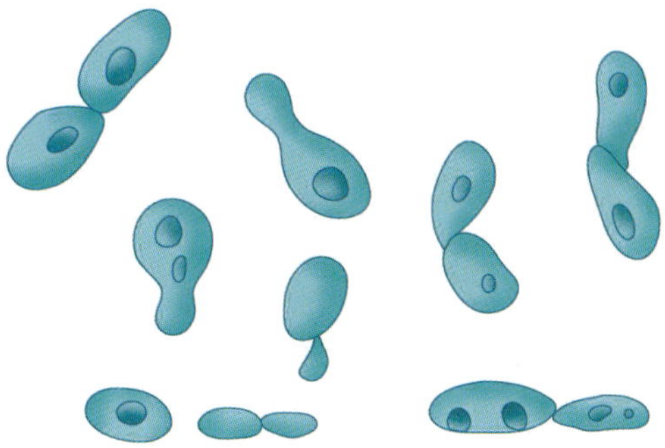

15) Geotrichum candidum

(1) 병원성: 인체의 다양한 부위의 검체에서 발견되며 면역 저하 환자에 잘 감염되며 호흡기계 감염을 잘 유발하고 조갑박리증(onycholysis)나 손톱의 일부가 청색으로 착색되는 소견이 많이 관찰된다.

(2) 성장속도: 성장속도는 빠른 편으로 3~14일 정도에 완전 성숙 발육한다.

(3) 집락의 모양: myco-B 특수배지에서 실온 배양하면 7일째부터 집락의 가장자리에 균사가 우윳빛 유리처럼 보이고 14일 정도의 배양에서는 짧고 촉촉한 솜털모양의 공중균사체를 형성한다.

(4) 현미경적 형태: 균사가 직사각형 또는 사각형으로 다양한 형태이며 길이가 다양한 분절분생자를 많이 만들며 그 끝이 둥근 모양을 띤다. 네모형의 세포는 한쪽 귀퉁이에서 특징적인 분절분생자 발아가 많이 일어난다.

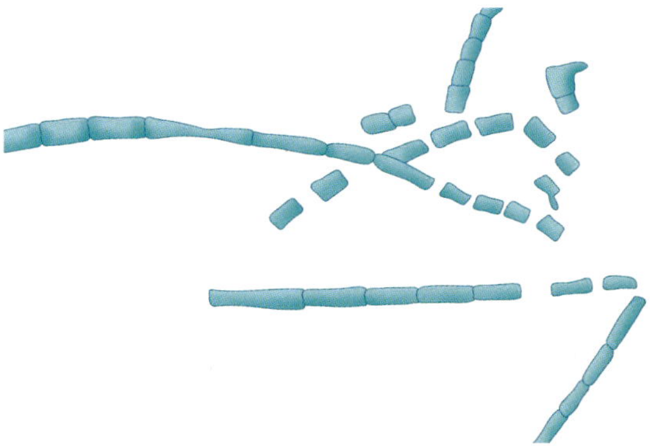

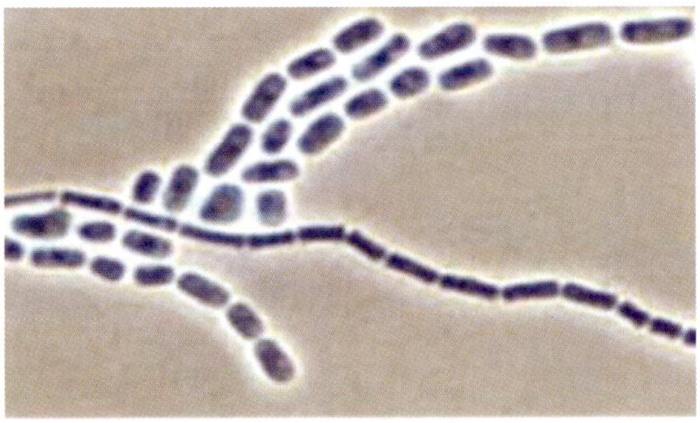

16) Malassezia pachydermatis

(1) 병원성: M. pachydermatis는 malassezia spp. 중에서 oil을 첨가 배지에서 가장 성장이 촉진되는 종이며 보통의 SDA 배지에서 잘 배양되는 특징이 있다. 작은 동물이나 가축의 귀에 잘 감염되고 사람에게는 미숙아의 귀와 피부에 대부분 잘 감염이 일어난다.

(2) 성장속도: 성장속도가 빨라 3~5일 내로 신속 발육되며, 체온(35~37℃)이 성장 최적 온도이며 Cycloheximide 항생제 첨가에도 억제되지 않는 특징이 있다.

(3) 집락의 모양: 집락의 모양은 부드럽고 크림색 또는 황갈색을 띠고 오래되면 건조하고 주름진 모양이 나타나며 집락주위가 반질거리며 성장 시 지방산을 요구하지 않는 특징이 있다.

(4) 현미경적 형태: 효모세포는 다른 Malassezia spp.와 비슷하고, 분생자는 세포한 쪽에서 접촉면이 넓게 생성되며 깃(collarette)이 생성된다.

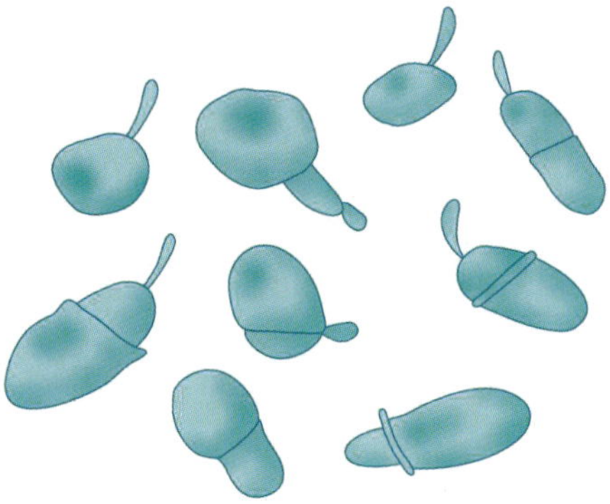

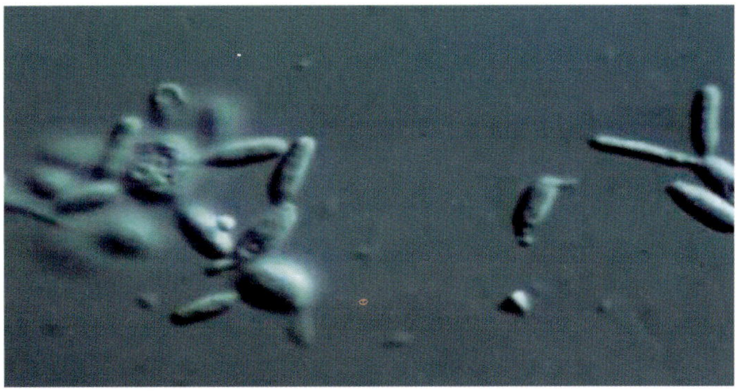

17) Saccharomyces cerevisial

(1) 병원성

i) 일반적으로 비병원성으로 취급되지만 병원의 치료 과정 중 가끔씩 침습성 감염원을 일으키는 경우도 있다.

ii) 면역기능 저하 환자에서 진균혈증을 잘 일으키는 등 다양한 인체 침습적 진균성 감염증을 보인다.

iii) 항생제 내성을 나타내는 환자에서 많이 감염을 나타내기도 한다.

iv) 장기 입원 환자 중 중심정맥관 삽입 부위로 감염되는 경우가 많으므로 병원 내 감염관리에 중점적으로 관리한다.

(2) 성장속도: 성장속도가 빨라 3~5일 내에 완전 성장하는 신속 발육 진균에 속한다.

(3) 집락의 모양: 신속 발육된 집락은 smooth하고 습윤하며 매끄럽고 윤기가 나는 흰색에서 연회색의 집락을 형성한다.

(4) 현미경적 형태: Cormeal-Tween 80 배지에 25℃에서 72시간 정도 배양하면 타원형의 효모세포가 여러 형태의 분아포자가 관찰되는데 일부는 짧은 가성균사가 형성되기도 한다. 특수배지와 배양하면 원형의 자낭포자가 잘 나타나며 자낭포자는 그람염색 양성으로 잘 나타난다.

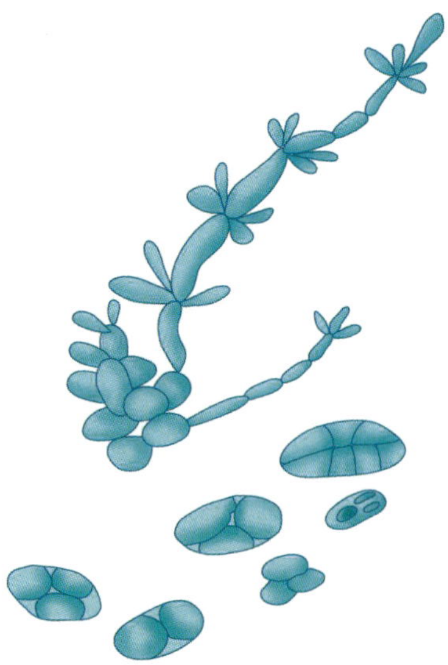

변형

제7장 사상균의 동정

1. 접합균류(Zygomycetes)

1) 접합균류는 진균의 한 강(class)으로 폭이 6~15㎛ 정도의 넓은 균사와 대부분 격막을 가지고 있지 않다.
2) 대부분의 접합균속은 cycloheximide에 의해 성장이 억제된다.
3) 접합균류는 임상 검사실에서 털곰팡이목(order of Mucorales)에 속해 있다.
4) 털곰팡이목은 회색빛이 도는 솜털 같은 균사가 빠르게 형성하는 특성이 있다.
5) 영양균사를 따라 가근(Rhizoids) 형성하는 종이 많다.
6) 포자낭이나 분생자병이 가지를 형성하는 경우가 있다.
7) 분생자 자루가 폭이 넓어지는 Apophysis를 형성하는 종이 있다.
8) 분생자낭의 크기나 모양으로 종을 감별하기도 한다.
9) 대부분 면역력 저하자에게 감염되는 기회 감염을 잘 일으킨다.
10) 혈액에 파종성 질병을 일으켜 혈관에 혈액의 흐름을 막아 치명적 질병도 유발한다.

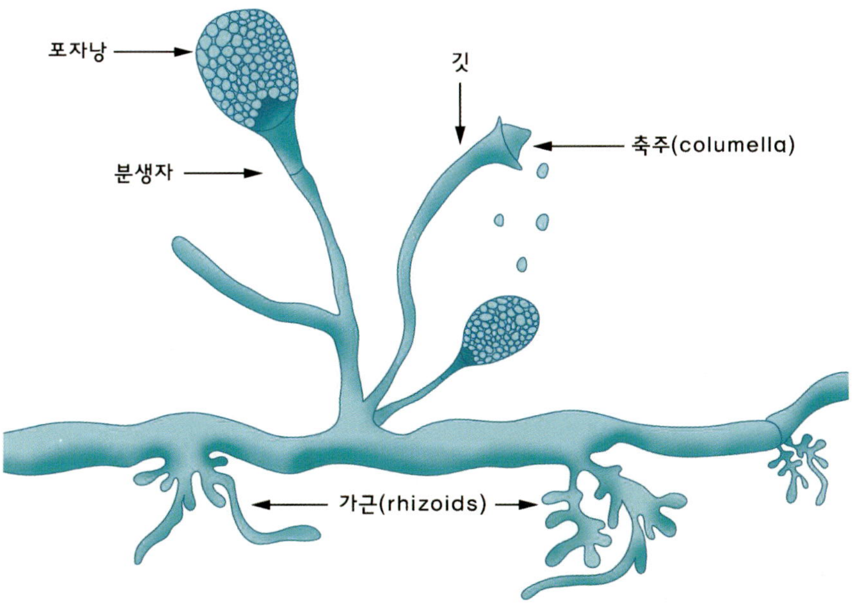

1) 거미줄 곰팡이(Rhizopus)

(1) 병원성: 접합균류증의 가장 대표적인 진균류이며 대부분 오염균으로 취급한다.

(2) 성장: 성장이 빠르며 병원성 균종은 사람의 체온에서 잘 성장한다. 항생제인 Cycloheximide를 첨가하면 자라지 않는다.

(3) 집락의 모양: 균사는 꽃봉우리 모양으로 생겼으며 집락의 색깔이 흰색에서 황갈색으로 변한다.

(4) 현미경적 형태: 격막이 드물게 있으며 넓은 균사가 특징이며 가근(rhizoids)이 잘 생기는 특징이 나타난다. 분생자 자루는 자루의 끝은 어둡고 직경이 50~250㎛ 정도의 원형의 분생자를 가지고 있다.

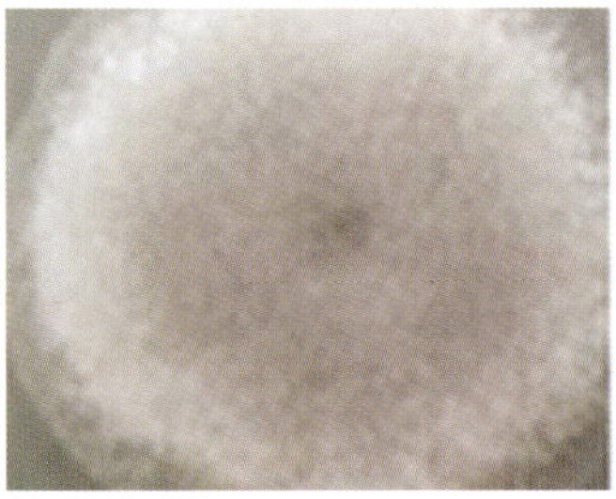
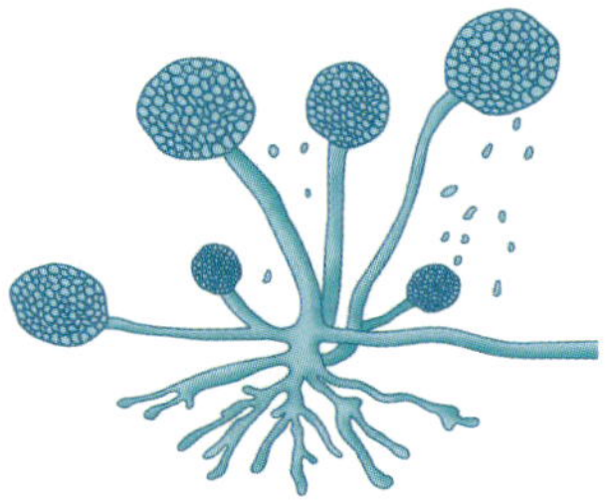
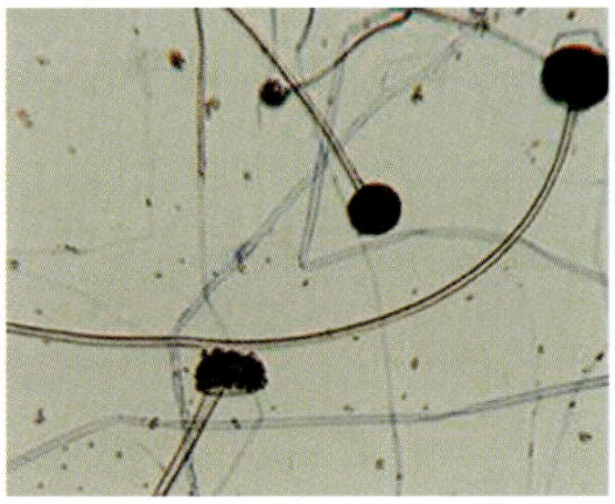

2) 털곰팡이(Mucor spp.)

(1) 병원성: 접합균류증을 일으키며 일반적으로 오염균으로 취급된다.

(2) 성장속도: 성장속도는 4~6일 내에 성숙되며 37℃에서 잘 자라지 않으며, 항생제인 cycloheximide에 의해 성장이 억제된다.

(3) 집락의 모양: 집락의 색깔은 흰색에서 황갈색으로 변하여 가면서 흰색 테두리를 형성하기도 한다.

(4) 현미경적 형태: 격막이 없고, 폭이 10~15㎛ 정도의 넓은 균사가 보인다.

(5) 홀씨주머니자루는 끝이 원형이며, 직경 약 80~100㎛ 정도의 크기이다.

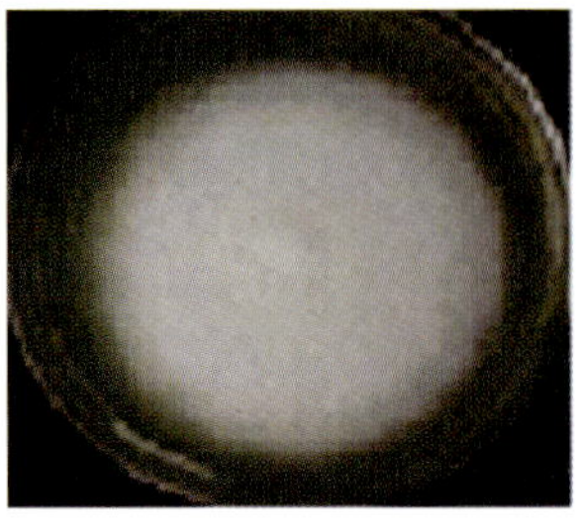
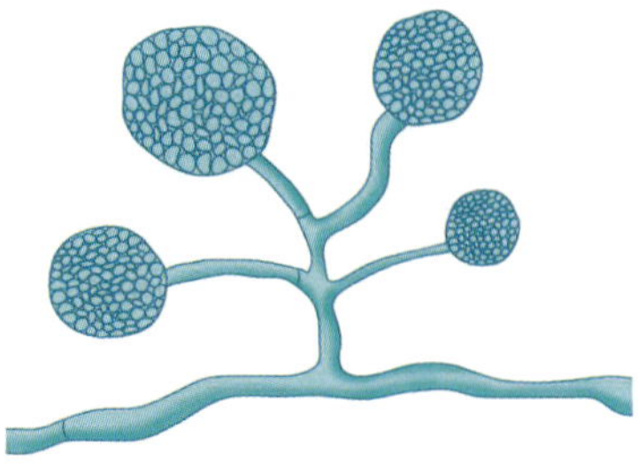
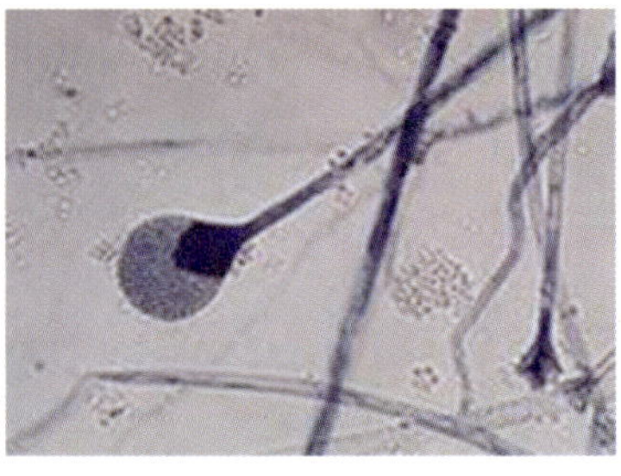

3) 거미줄 곰팡이(Rhizomucor spp.)

(1) 병원성: 주로 면력 저하 환자에서 잘 감염을 일으킨다.

(2) 성장속도: 성장은 2~4일로 빠르게 성장하며 Cycloheximide에 성장하지 못하며 일부 균은 고온(55~58℃)에서도 성장이 가능하다.

(3) 집락의 모양: 부드러운 질감의 집락을 형성하며 공중균사체를 잘 형성하여 성장한다.

(4) 분생자는 직경 60~100㎛ 정도의 원형이며 짧고, 가근이 잘 형성된다.

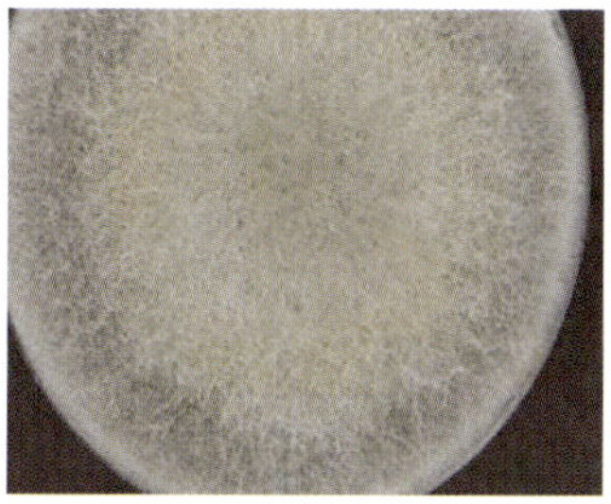

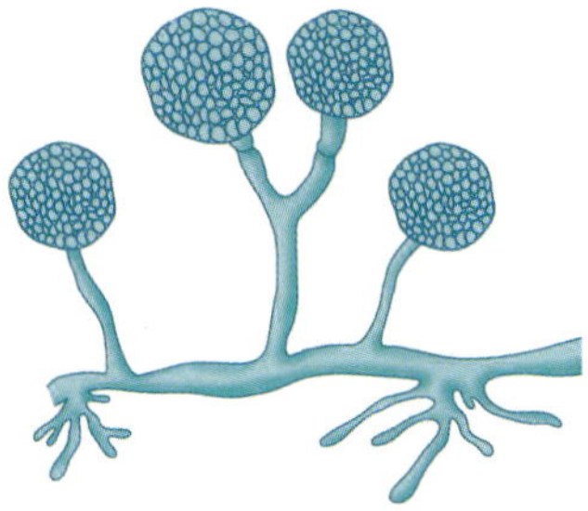

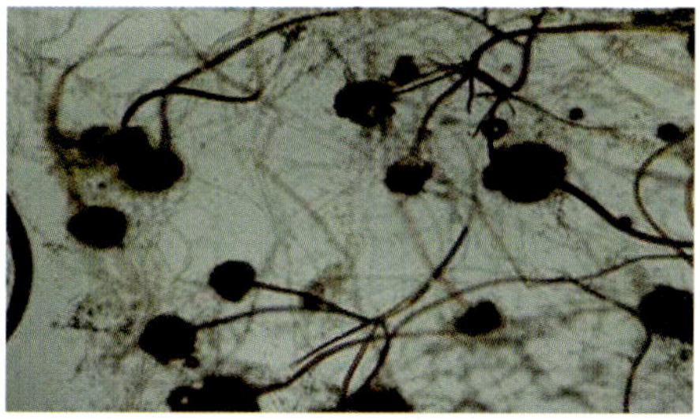

2. 흑색 진균(Dematiaceous fungi)

1) 흑색 진균은 세포벽에서 멜라닌 색소가 발생되어 갈색 또는 검은색 집락을 형성한다.

2) 진균종(mycetoma): 피부 및 피부 밑 조직에 종양과 같은 모양의 과립성 고름집을 형성한다.

3) 흑색 진균증(phaeohyphomycosis)
검은색의 효모모양세포, 가성균사를 형성하며, 다양한 형태의 균체가 주로 조직에서 나타내며 기회감염을 잘 일으킨다.

4) Sporothrix schenckii는 27~30℃로 배양하면 흑색 진균으로 성장하지만 체온 배양에서는 색소가 나타나지 않는 특색을 나타낸다.

1) 다세포 분생자 진균

(1) 알테르나리아(Alternaria)

i) 병원성: 암색 분생포자를 가지며 흑색진균증의 원인이고 인체 피부에 잘 감염되며 기관지 천식이나 폐렴을 잘 일으킨다.

ii) 성장속도: 성장이 2~5일에 완전 성숙 성장하는 신속 발육 성장을 보인다.

iii) 집락의 모양: 회백색 솜털형이며 가장자리에 갈색의 색소가 나타나며 짧고, 공중균사가 많이 나타난다.

iv) 현미경적 형태: 검은색의 격막균사가 잘 나타나는 특징이 있다.

v) 분생자는 여러 가지 모양으로 다양한 형태를 이룬다.

vi) 분생자에서 발아관(germ tube)을 생산하며 분생자 자루에서 곤봉상의 모양이 잘 보인다.

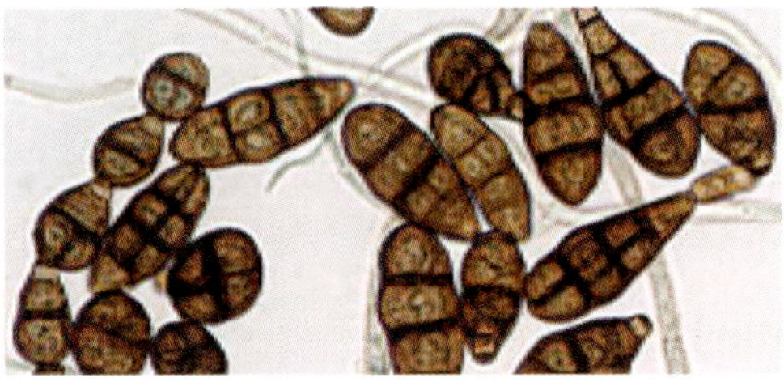
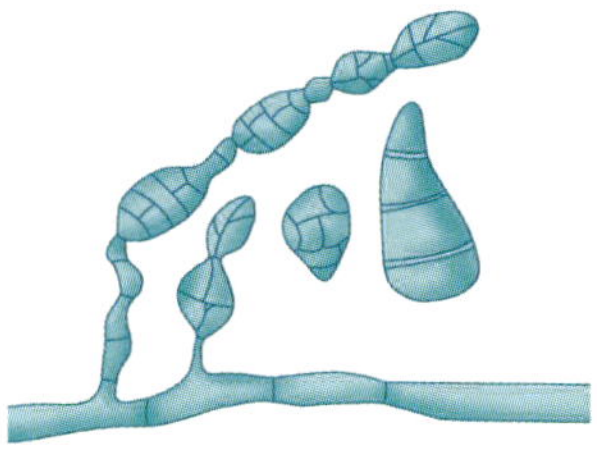
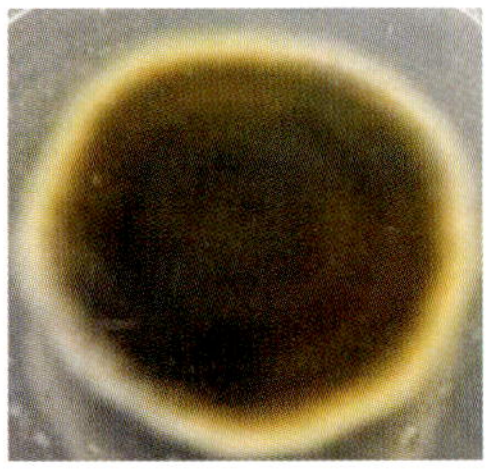

(2) 규르불라리아(Curvularia)

i) 병원성: 기회감염의 원인체이며 손·발톱이나 전신기관에 진균종이나 흑색진균증을 일으킨다.

ii) 성장속도: 성장이 3~5일로 빠른 성장을 보이는 신속발육형 진균이다.

iii) 집락의 모양: 집락은 갈색 또는 검은색으로 나타나며 솜털형 집락이 잘 나타난다.

iv) 현미경적 형태: 검은색의 격막 균사가 가끔 나타난다.

v) 분생자병은 분지되어 있으며, 분생자가 굽어 있거나 혹 모양으로 나타난다.

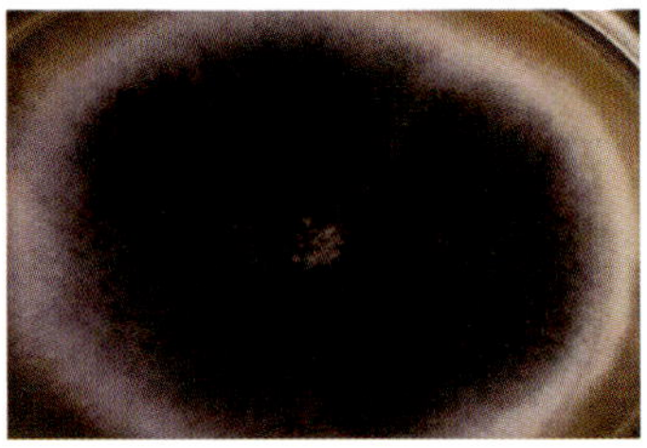
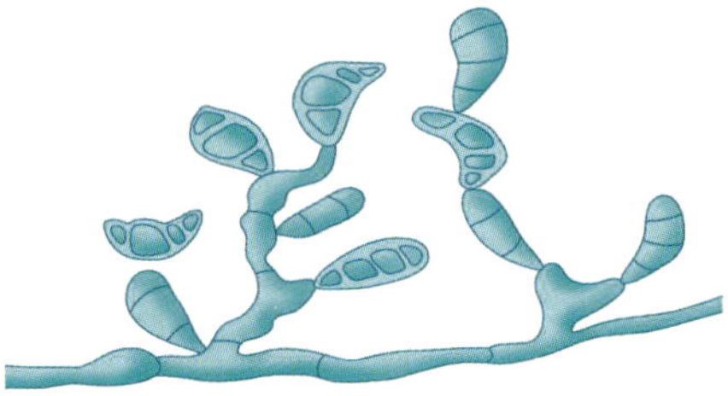
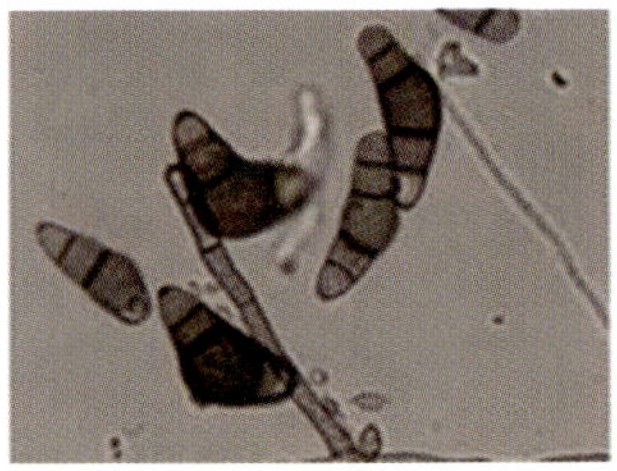

(3) 에피코큠(Epicoccum)

i) 병원성: 일반적으로 오염균으로 많이 취급된다.

ii) 성장속도: 성장은 7일 이내로 중간발육형 진균류에 속한다.

iii) 집락의 모양: 집락은 솜털형이며, 균사는 노란색에서 갈색과 검은색으로 변한다.

iv) 현미경적 형태: 분생자가 집단으로 형성되어 큰 덩어리를 이루며 성장한다.

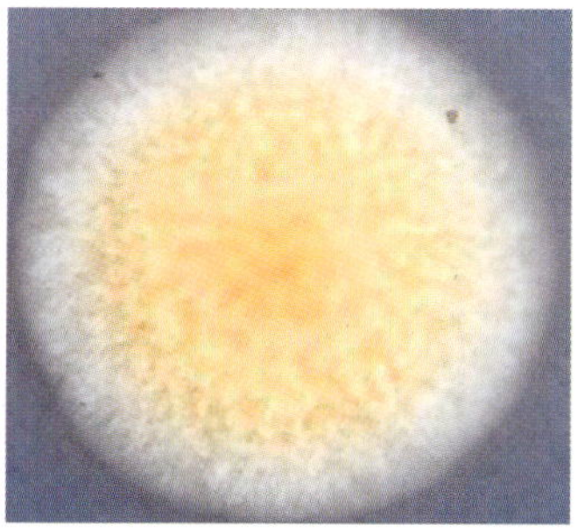

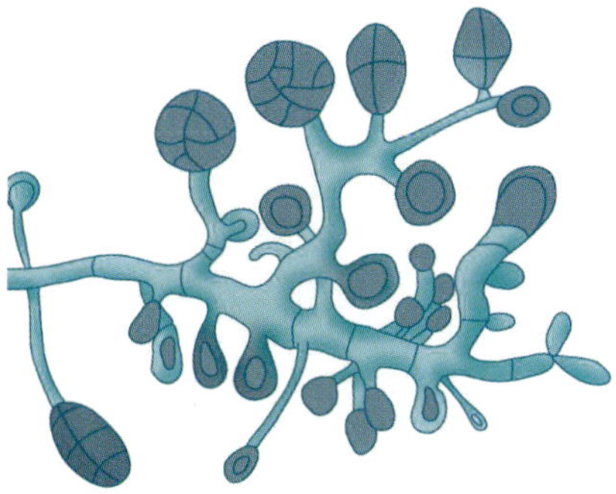

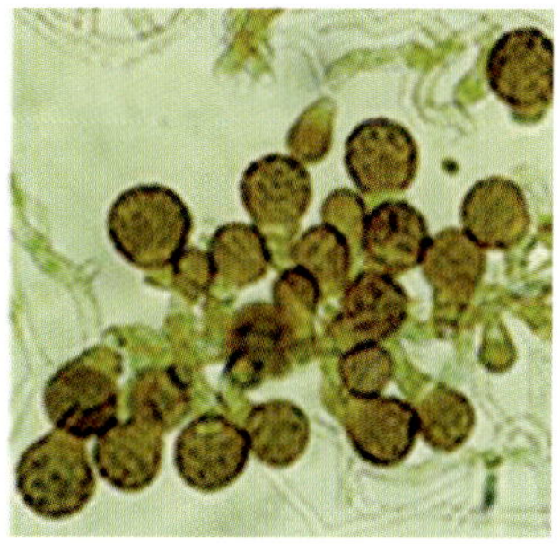

3. 단세포 분생자 진균

1) 그라도스포륨(Cladosporium)

(1) 병원성: 일반적으로 공중 균사를 형성하며 오염균인 경우가 많다.

(2) 성장속도: 성장은 7일 이내로 중정도로 자라며 37℃ 배양에는 성장하지 않는다.

(3) 집락의 모양: 집락은 녹색을 띠며 검은색의 주름을 형성한다.

(4) 현미경적 형태: 검은색의 격막균사의 균사 끝이 분지되어 있으며, 분생자가 사슬을 잘 형성한다.

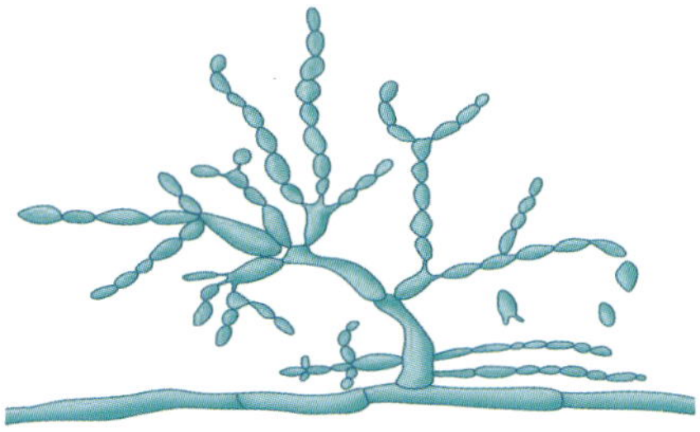

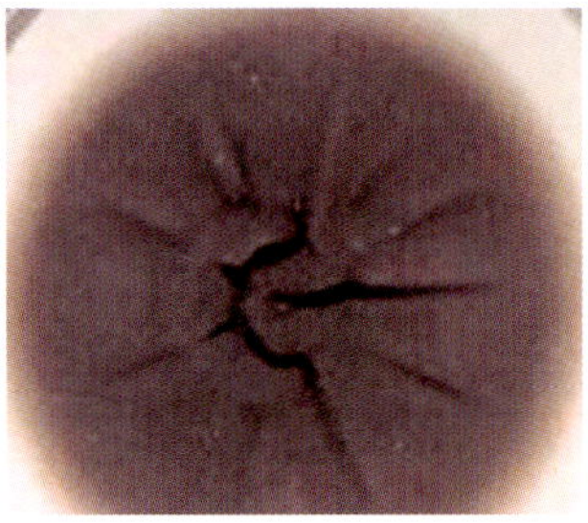

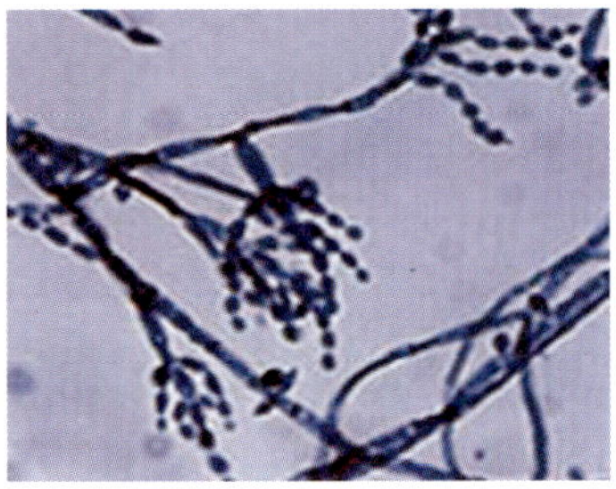

2) 니그로스포라(Nigrospora)

(1) 병원성: 인체에서 질병을 일으키는 경우는 잘 없으며 주위 환경에 오염균으로 많이 존재한다.

(2) 성장속도: 성장의 속도가 2~4일로 대체로 신속 발육성 진균이다.

(3) 집락의 모양: 촘촘한 솜털형 집락이며, 처음에는 흰색이었다가 차츰 검은색으로 집락의 색깔이 변해간다.

(4) 현미경적 형태: 분생자 자루가 짧고 울퉁불퉁하며 균사체에 격막이 보이며 분생자자루가 부풀어 올라 팽창하여 분생포자는 직경이 약 14~20㎛ 정도의 크기로 원형이나 타원형이며 대부분 검은색을 띠고 있다.

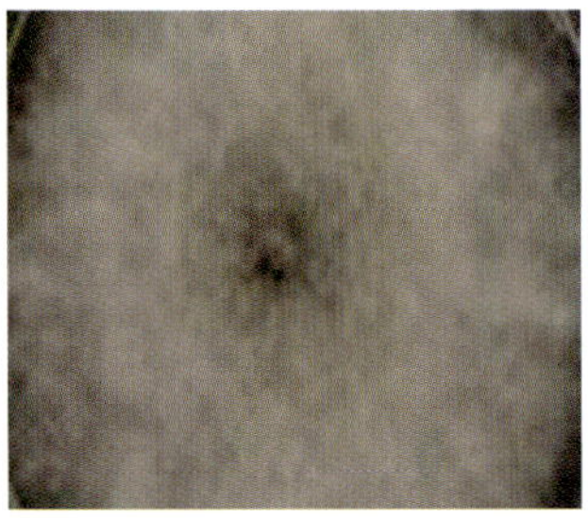

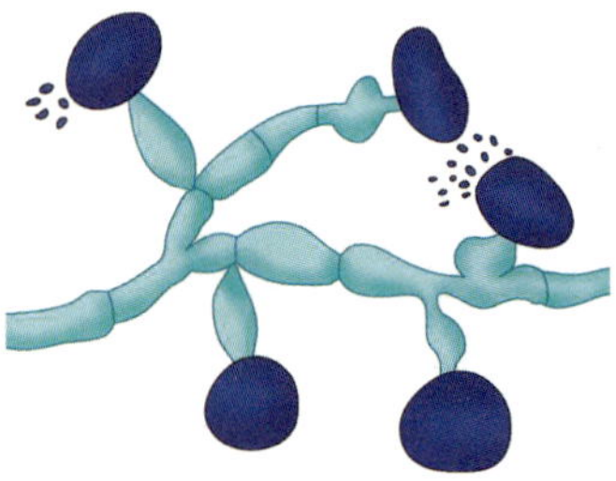

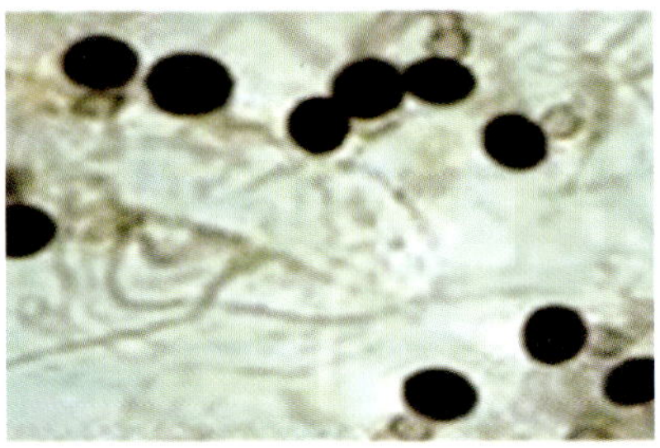

4. 지연발육성 진균

1) 그라도피알로 폴라 카리오니(Cladophialophora carrionii)

(1) 병원성: 유럽, 중남미 등에 많이 분포하며 인체에서 색소모세포증을 일으키는 원인성 진균으로 보인다.

(2) 성장속도: 성장속도가 20~30일로 지연성 발육 진균으로 취급된다.

(3) 집락의 모양: 집락의 표면은 대체로 어둡고, 중앙은 볼록한 모양으로 배꼽형을 형성하며 균사는 회색, 혹은 자색을 띠며 부드러운 천처럼 주름져 있다.

(4) 현미경적 형태: 균사체에 격막을 형성하며 다양한 길이의 분생자병을 가지며 분생자병 주위에서 길게 가지가 나오며 흑색의 세포벽을 가지는 경우가 많으며 다소 끝이 뾰족하고 6~10㎛ 정도의 사슬형 분생자를 보인다.

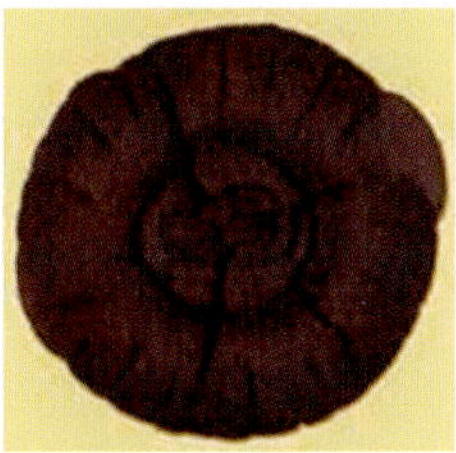
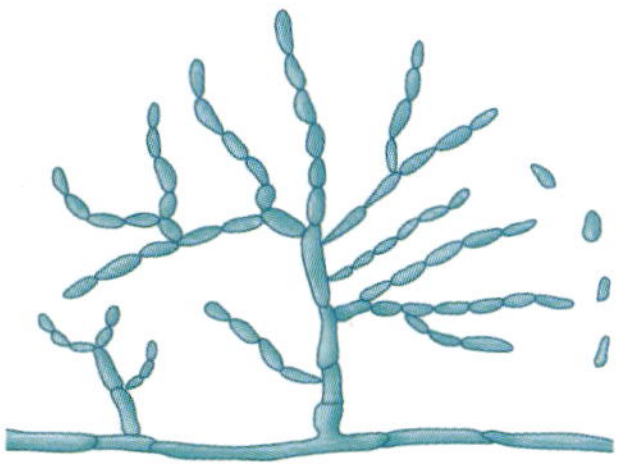
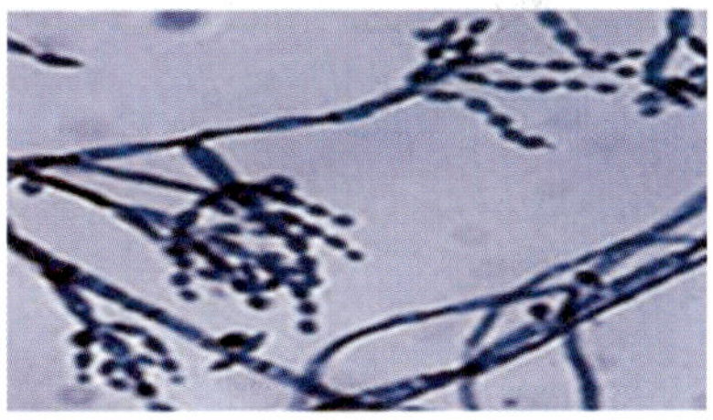

2) 피아로폴라 베루코사(Phialophora verrucosa)

(1) 병원성: 흑색진균증의 원인체이며 세계적으로 많이 발생되고 색소모세포증을 유발하나 진균종은 잘 생성하지 않는다.

(2) 성장속도: 성숙은 7~12일 정도로 대체로 중간정도의 발육 속도를 가진다.

(3) 집락의 모양: 집락의 표면이 어두운 녹갈색을 띠며 회색을 테두리를 형성하고 가끔씩 과립성 분말을 형성한다.

(4) 현미경적 형태: 균자체가 격막균 사이에 균사체 중간중간에 가지를 치며 소병자(phialide)가 꽃병 모양을 보이는 경이가 많다.

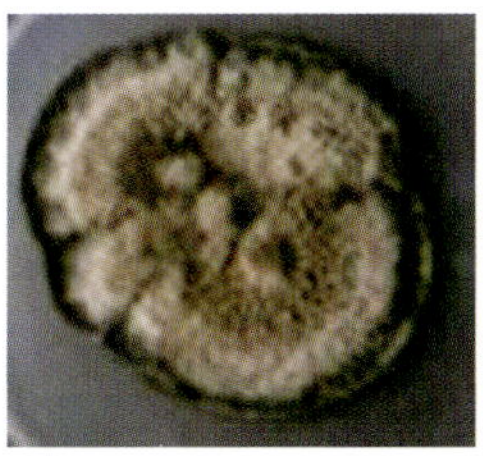
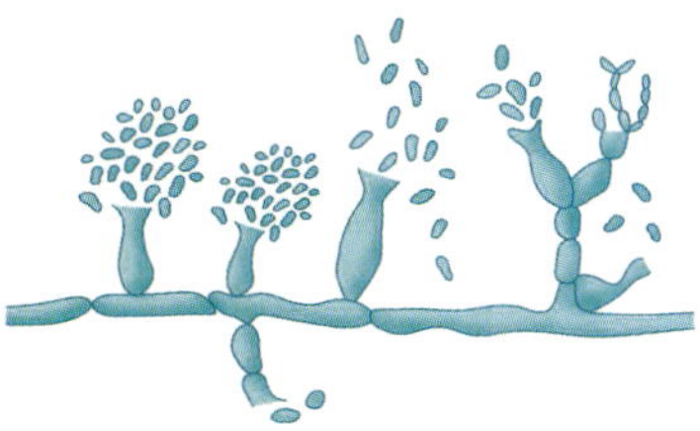
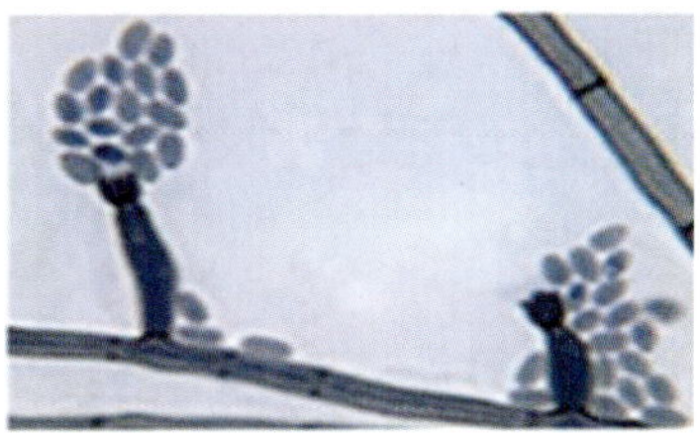

3) 페오아크레모늄 파라시티큠(Phaeoacremonium parasiticum)

(1) 병원성: 인체에 피부 흑색진균증, 진균종, 심내막염 및 파종성 진균혈증 등 다양한 인체 기관에 진균성 질병을 유발시킨다.

(2) 성장속도: 성장기간이 5~10일 정도로 보통의 성장 형태를 보인다.

(3) 집락의 모양: 집락이 연한 노랑색을 띠며 주름진 벨벳 천 같은 모양으로 보이며 공중균사가 수북히 형성하며 성장한다.

(4) 현미경적 형태: 균사는 무색으로 보이며 균사체가 드문드문한 다발을 형성하며 쌀알 형태의 포자가 집단적으로 형성되는 특징이 있다.

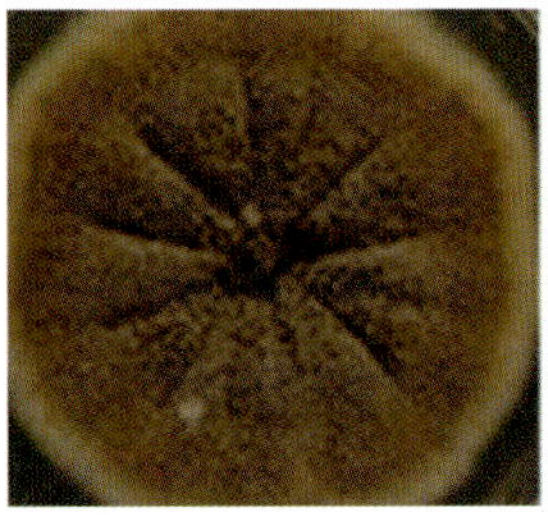
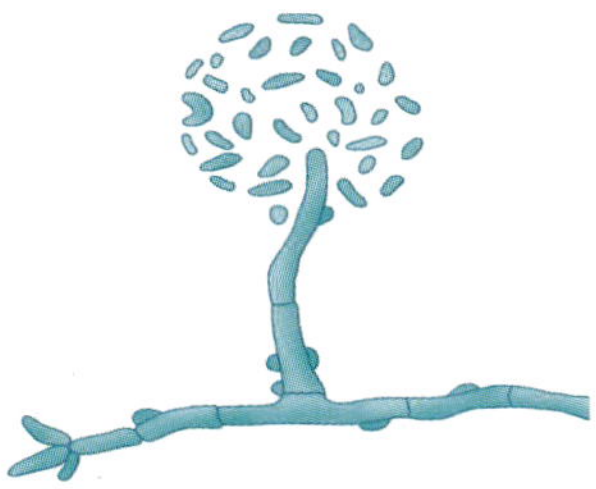
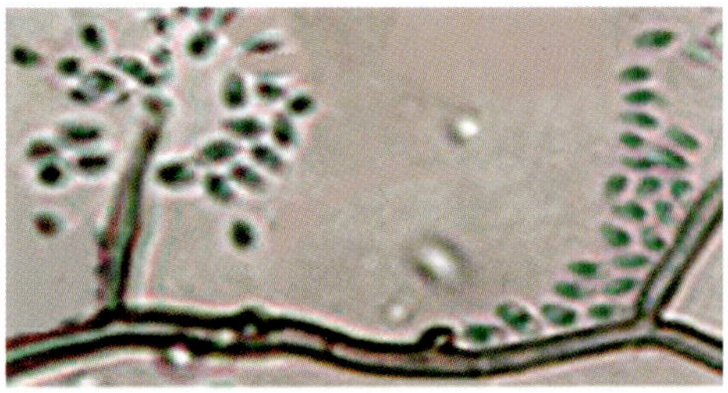

4) 호르태 훼렌키(Hortaea werneckii)

(1) 병원성: 손과 발바닥에 흑색백선증을 잘 일으키며 병소부위는 검은 반점으로 잘 나타난다.

(2) 성장속도: 발육이 21~30일 아주 느리게 발육되는 지연 발육형 진균류에 속한다.

(3) 집락의 모양: 초기에는 연녹색으로 반짝거리며 효모 모양이지만 차츰 녹색의 균사체가 공중 균사를 형성하면서 자란다.

(4) 현미경적 형태: 균사체가 짧은 무격막 균사를 보이며 여기서 형성되며 쌀알을 모아놓은 형태로 보인다.

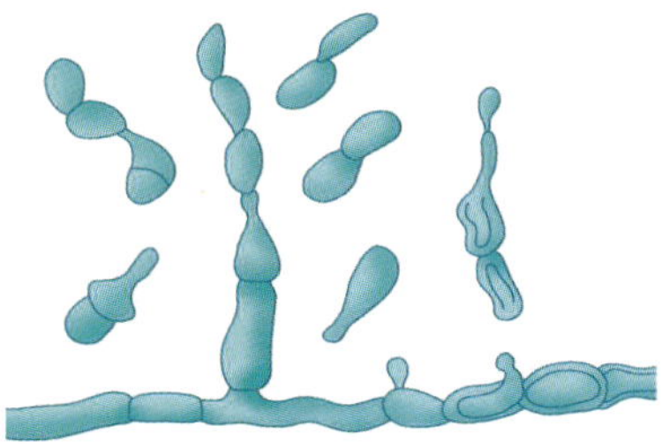
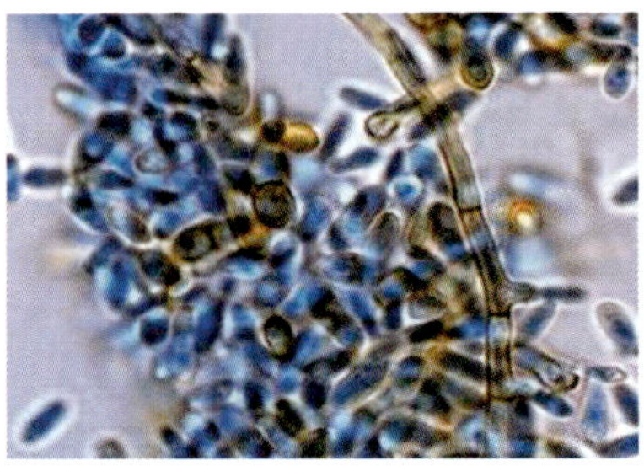

5. 분생자기 생성 진균

1) 포오마(Phoma)

(1) 병원성: 사람에게 흑색진균증을 잘 발생시키며 자연계에 많이 분포하며 일반적으로 오염균으로 많이 취급한다.

(2) 성장속도: 3~5일 정도의 빠른 성장을 보이는 신속 발육성 진균에 포함된다.

(3) 집락의 모양: 집락은 연갈색, 주홍색, 호박색 벨벳 천 같은 느낌으로 다양한 색상과 형태의 집락을 보인다.

(4) 현미경적 형태: 균사체가 격막균사를 만들면서 성장하고 200~400㎛ 정도의 자실체가 뿌리 다발을 형성하며 다발성 가지처럼 뻗어 나간다. 자실체는 가끔씩 포자가 자실체 주둥이에서 연기처럼 뿜어져 나온다.

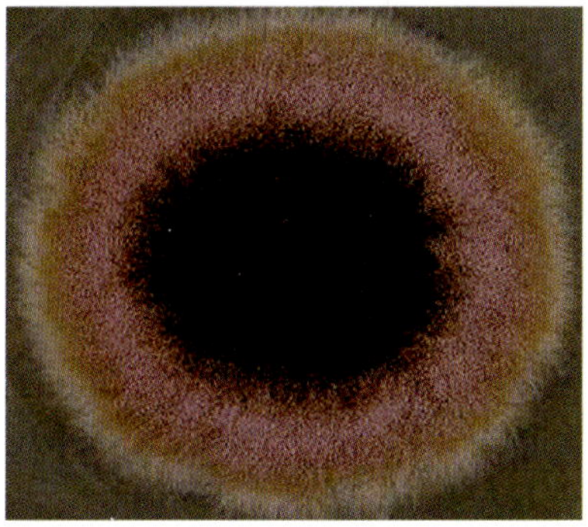
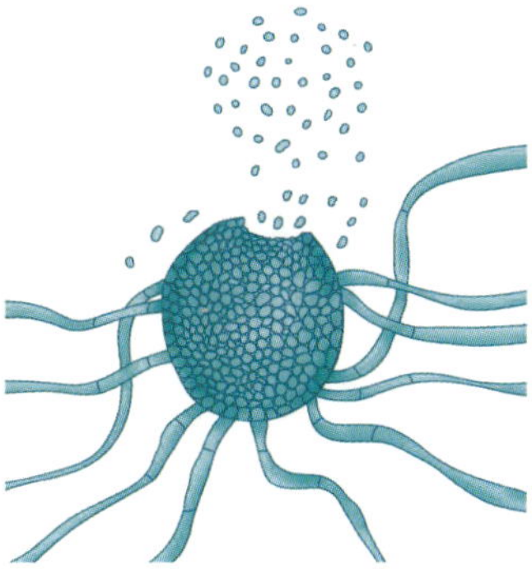
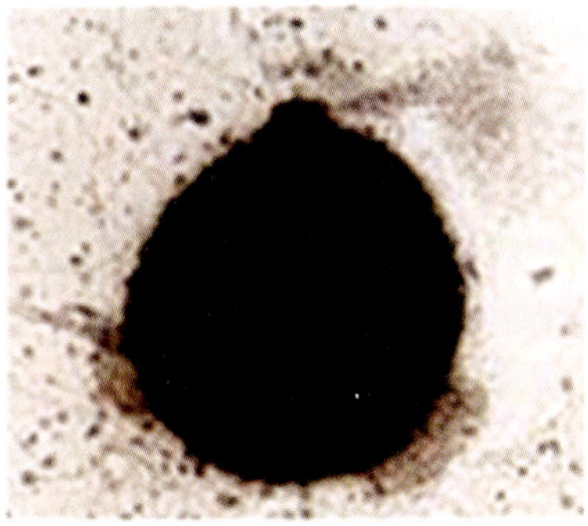

6. 피자기(자낭각, Perithecia) 생성 진균

1) 캐토미눔(Chaetomium)

(1) 병원성: 인체의 점막피부 흑색진균증, 심내막염, 진균성 패혈증 등과 함께 뇌 흑색진균증 등을 일으키며 일반적으로 자연계에 많이 분포한다.

(2) 성장속도: 집락의 성장속도가 3~5일로 비교적 빠르게 성장하는 신속 발육형 진균류에 속한다.

(3) 집락의 모양: 집락은 솜털형이며 처음은 흰색에서 점차적으로 갈색으로 변한다.

(4) 현미경 형태: 자실체는 솔방울 모양의 자실체를 형성하고 가끔씩 머리카락 뭉치 같은 덩어리 형태도 관찰된다.

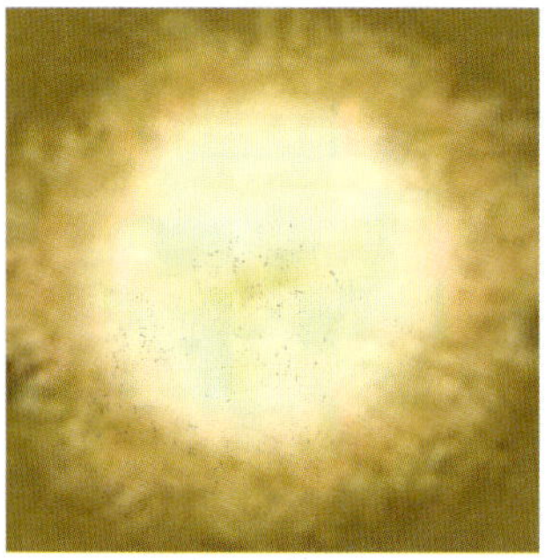
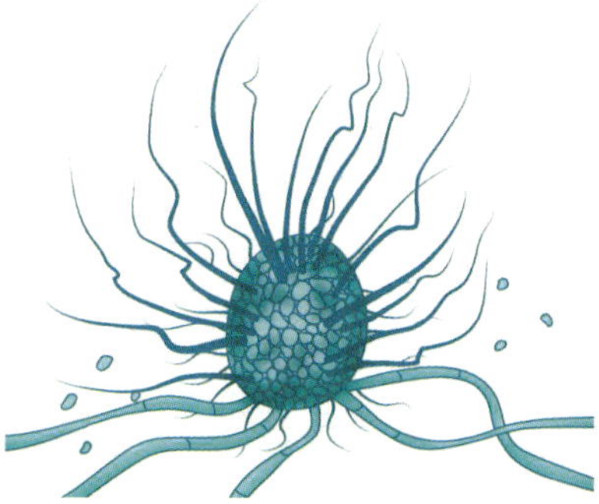
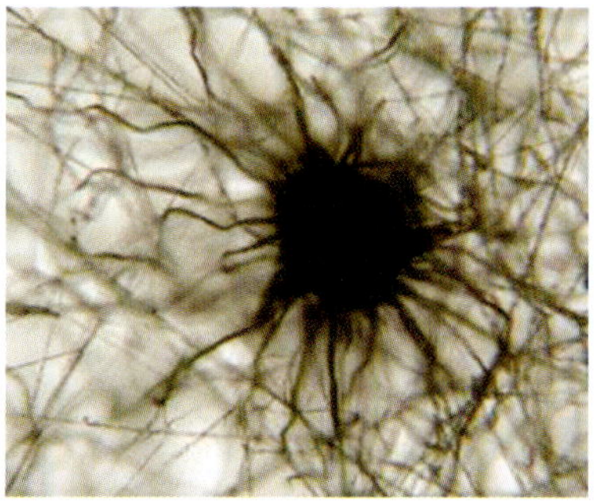

제8장 유리질 진균(Hyaline fungi)

1. 유리질 진균의 일반적 특징

1) 격막균사에 색깔이 없는 진균을 말하며 분생자는 색깔이 없거나 있기도 한다.
2) 이 진균들의 집락 표면은 흰색, 회색, 황갈색, 노란색, 분홍색 등으로 다양하게 나타난다.
3) 여기에 속한 진균은 Coccidioides immitis가 대표적 병원성 진균이며 대부분은 면역기능이 결여된 환자에서 질병이 잘 유발되는 기회감염 진균이다.

2. 분생자병에 소낭(vesicles), 소병자, 사슬형 포자 순으로 형성되는 진균

1) Aspergillus 속에 속한 종들이 대표적이며, 아스페르길루스증(aspergillosis)으로 알려진 질환의 원인균이다.
2) 이 질환은 침습성 감염, 중독증 혹은 알레르기성으로 나타난다.
3) 이 진균은 기회감염균으로 호중구 감소나 고용량 코르티코스테로이드 등에 내성이 저하된 환자에게 가장 일반적으로 발생한다.
4) Aspergillus spp.는 환경 내에 넓게 분포하며, 배양에서 오염균으로 흔히 발견되는 경우가 많다.
5) 약 180여 종이 알려져 있지만 1/4 미만이 질병의 원인체로 알려져 있다.

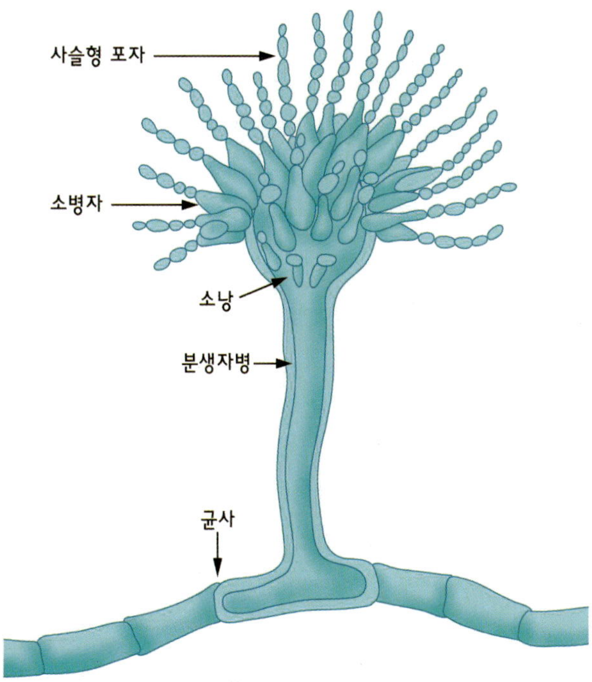

아스퍼길러스가 일으키는 질환(Diseases caused by Aspergillus)

- Allergic bronchopulmonary aspergillosis (ABPA)
- Aspergilloma and chronic pulmonary aspergillosis
- Aspergillus sinusitis
- Invasive aspergillosis

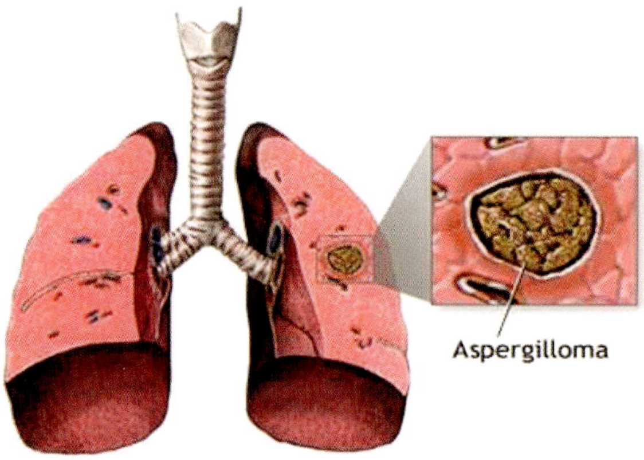

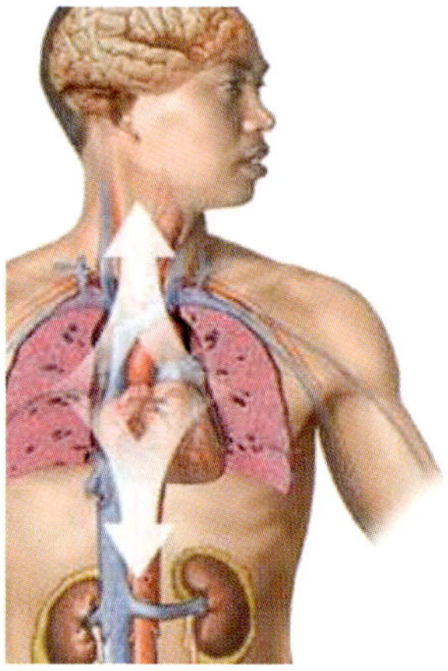

Aspergillus의 구조적 명칭

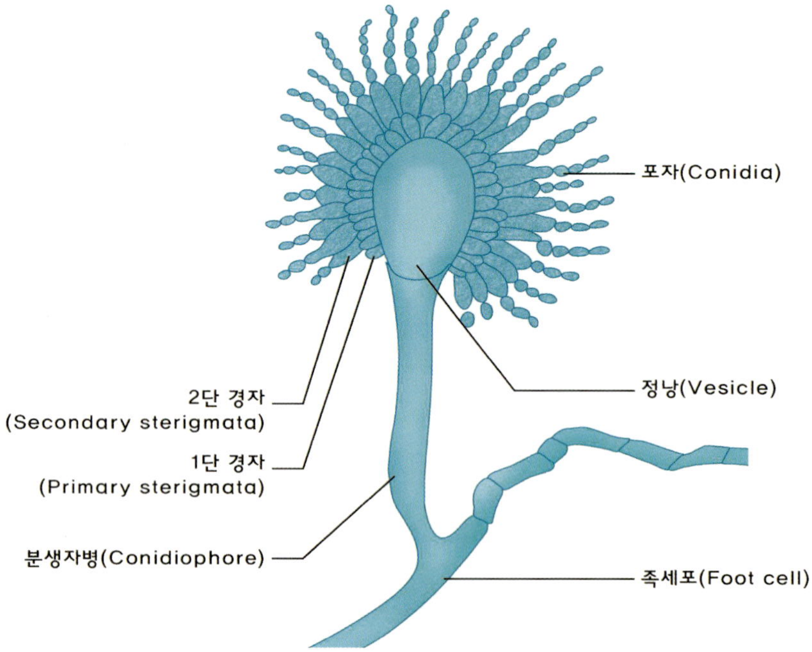

3. 유리질 진균의 형태적 특징

1) Aspergillus fumigatus

(1) 병원성: 자연계에 널리 분포하며 포자가 소형이며 포자에 돌기가 있어 인체에 쉽게 침입되며 강력한 흡착력을 보인다. 가장 일반적인 인체 질환으로는 침습성 파종성 아스페르길루스증, 알레르기성 아스페르길루스증, 진균성 부비동염 등을 잘 일으킨다.

(2) 성장속도: 성장이 3~5일 정도로 빠른 성장을 보이며, 다른 Aspergillus spp.와 다르게 45℃에서 성장이 가능한 특징을 보인다.

(3) 집락의 모양: 집락의 표면은 벨벳 천 모양이고 분말형이며, 녹색, 황갈색, 흑색 등의 다양한 색조를 나타내고 시간이 지남에 따라 어두운 회색으로 변한다.

(4) 현미경적 형태

i) 균사체가 분지된 격막균사를 형성하고 분생자병의 표면은 가시나 돌기가 없는 매끈한 형태이고 직경은 2~5㎛, 길이는 보통 200㎛ 미만으로 비교적 짧고 소병자는 하나하나 배열을 연속적으로 형성하며 조밀하고 소낭 윗부분 2/3에만 형성되는 특징이 있다.

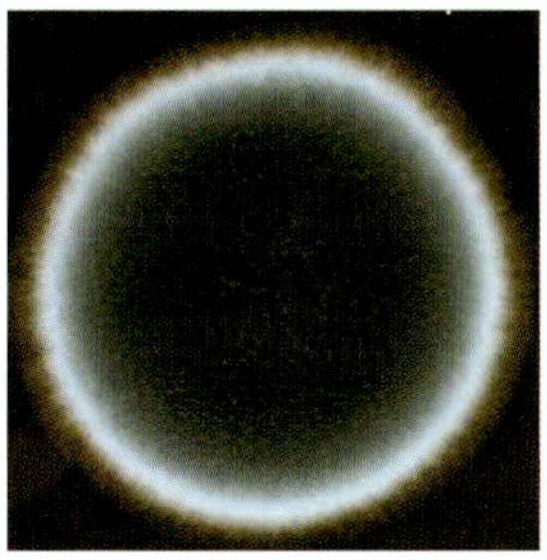

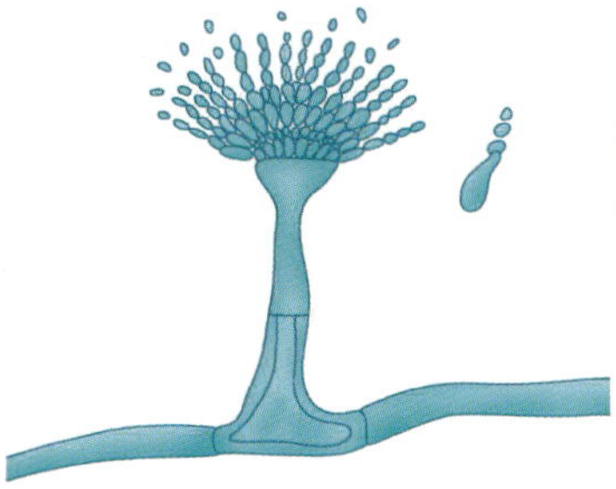

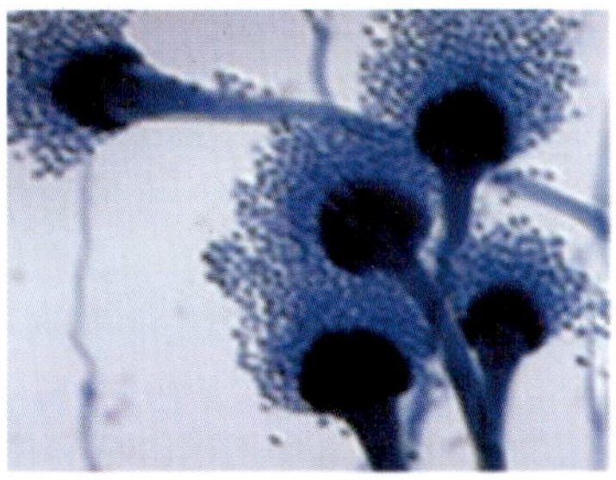

2) Aspergillus niger

(1) 병원성: 자연계에 오염균으로 널리 분포하며, 인체에는 귀진균증의 원인체로 잘 작용되고 또한 폐에 진균 덩어리를 형성하기도 하며 가끔 전파성 진균증을 일으킨다.

(2) 성장속도: 성장이 3~5일 정도로 빠르게 성장하는 신속발육형 진균류이다.

(3) 집락의 모양: 집락의 표면은 검은색이며, 흰색 테두리를 가지며 다른 집락의 크기와 비교할 때 작은 집락을 잘 형성한다.

(4) 현미경적 형태

i) 격막균사로 분생자병의 표면은 매끈하고, 길이는 400~2,000㎛ 정도로 길며 끝부분으로 갈수록 갈색을 띤다.

ii) 소낭의 직경은 30~60㎛ 정도이며 소병자는 원형의 소낭 둘레 전체에 방사상으로 포자가 형성되며 기저경자의 길이가 소병자 길이의 두 배 이상으로 형성되는 특징을 보인다.

iii) 분생자는 표면이 대체로 거칠고 어둡게 보이며 직경이 3~5㎛ 정도이다.

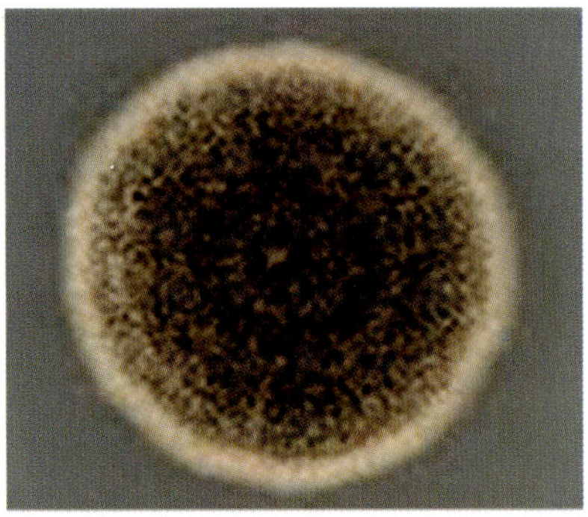
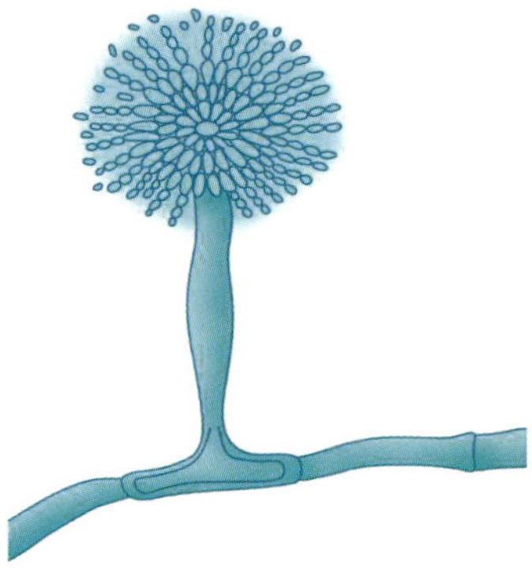
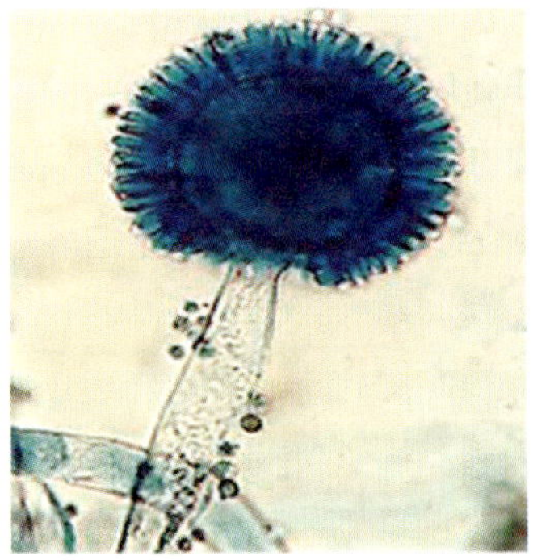

Aspergillus niger의 집락

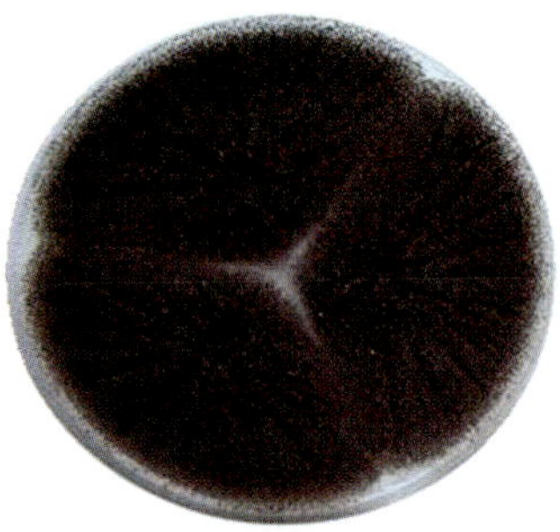
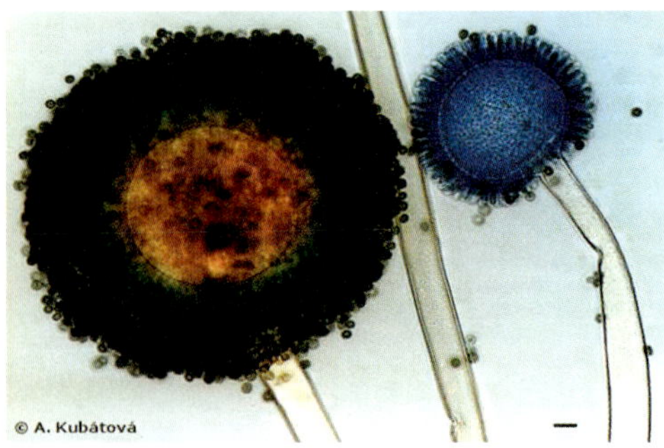

해바라기 꽃모양의 A. niger 포자체

3) Aspergillus flavus

(1) 병원성: 자연계에 많이 산재하여 있고 흔한 침습성 아스페르길루스증을 유발하며 일반적인 음식물로 인한 진균 질환을 잘 일으키며 많은 분리균이 아플라톡신(aflatoxin)을 생산한다.

(2) 성장속도: 성장이 3~5일로 빠른 성장을 보이는 신속 발육형 진균류에 속한다.

(3) 집락의 모양: 표면은 황록색이며 간혹 노란색 테두리가 나타나고 질감은 벨벳 천 모양이며 솜털형 집락을 형성한다.

(4) 현미경적 형태: 균사체가 격막균사이고 분생자병의 길이는 완전히 성숙되었을 때 400~800㎛ 정도로 길며, 표면이 거칠고 소낭의 아래쪽은 가시와 같이 소돌기가 보이며 소병자는 하나 배열과 둘 배열이 함께 나타난다.

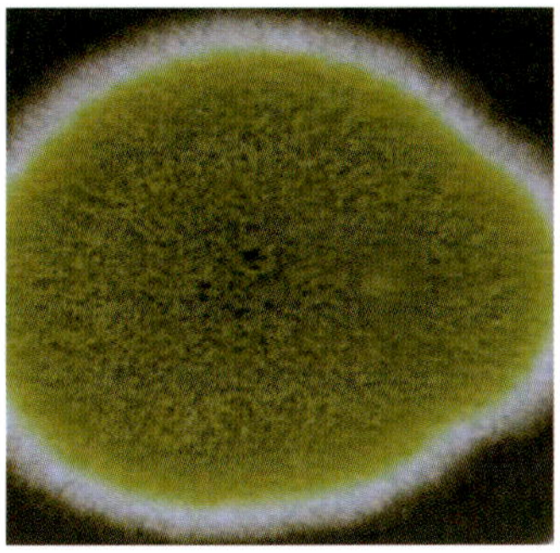
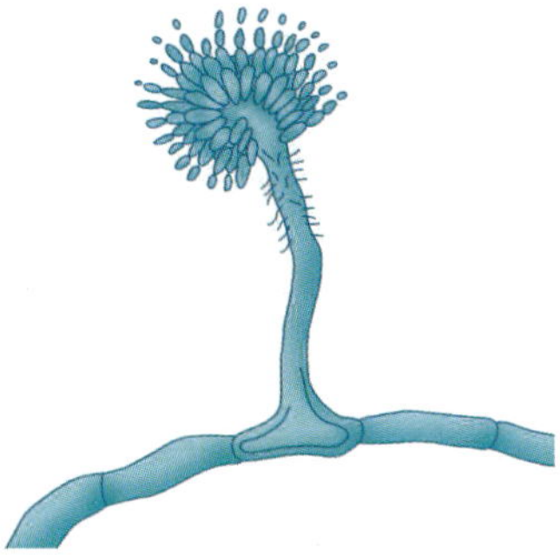
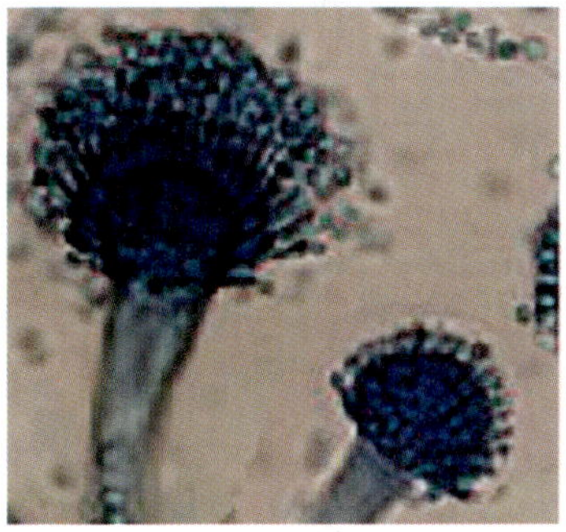

4) Aspergillus versicolor

(1) 병원성: 인체의 신체 여러 부위 감염을 유발하며 가장 일반적인 것이 폐감염을 일으킨다.

(2) 성장속도: 성장이 3~5일로 빠른 성숙을 보이는 신속 발육형 진균에 속한다.

(3) 집락의 모양

i) 표면은 부드러운 가죽 모양 같으며 간혹 방사상의 홈을 형성한다.

ii) 집락은 다양한 색상을 형성하며 가장 일반적인 색은 녹색, 황갈색, 노란색, 오렌지색 등으로 다양하게 형성된다.

iii) 집락의 직경이 다른 종보다 비교적 작은 것이 특징이다.

(4) 현미경적 형태

i) 균사체가 격막균사이고 분생자병의 표면은 매끄럽고 길이는 중간 정도로 5~7㎛ 정도이며 소낭의 직경은 약 9~16㎛ 정도이다.

ii) 포자체는 둘레의 배열이 이열배열이며 기저 경자와 소병자의 길이가 거의 같고 소낭 전체의 약 반 정도를 느슨하게 덮고 있다. 가끔 작은 분생자가 많이 형성하여 털 다발 양상으로 나타나는 특징을 보인다.

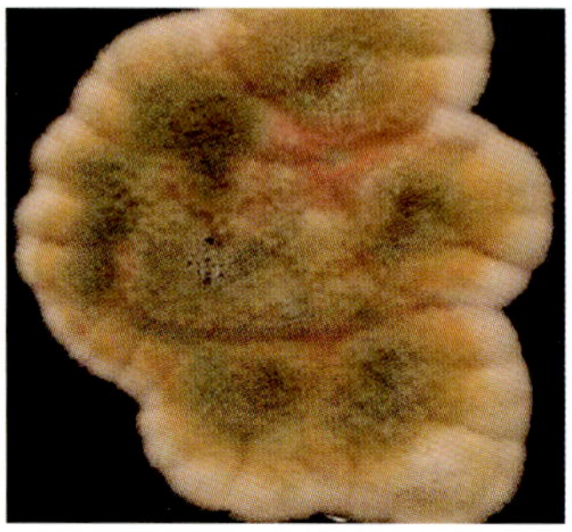

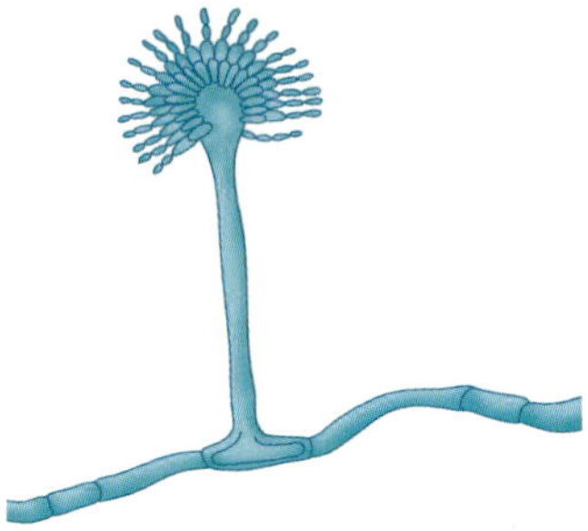

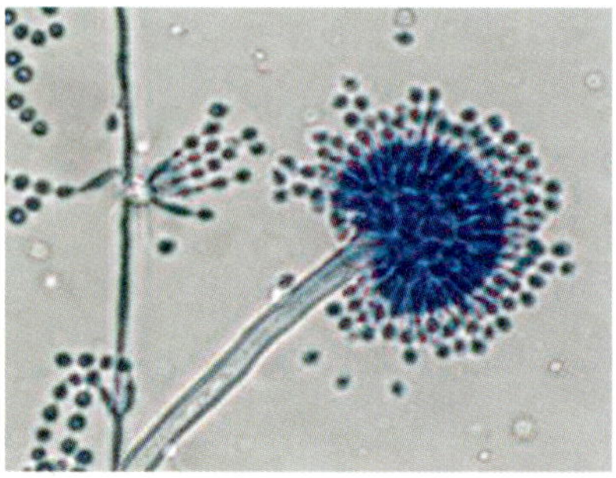

5) Aspergillus ustus

(1) 병원성: 사람의 심장, 허파, 귀, 화상조직, 피부와 같은 신체 여러 부위 감염을 나타내며 토양에서도 가끔 발견된다.

(2) 성장속도: 성장이 빨라 3일 정도에 성숙되는 신속 발육형 진균이다.

(3) 집락의 모양: 집락의 표면은 밝은 노랑색 및 회색이며 종종 밝은 노란색 테두리를 형성하며 가끔 균사체에 노랑색 및 갈색의 분말을 형성한다. 질감은 벨벳 천 같이 부드러운 질감으로 보인다.

(4) 현미경적 형태

i) 균사체가 격막균사이고 분생자병의 표면은 매끄럽고, 성숙하면 갈색을 나타내며 길이는 150~ 300㎛ 정도로 짧고, 소낭의 직경은 약 10~15㎛ 정도이다.

ii) 기저경자가 이열로 배열되어 있고 소병자보다 짧고, 분생자는 3~5㎛ 정도로 표면이 거칠어 보인다.

iii) 분생자의 모양이 빗자루형으로 많이 나타난다.

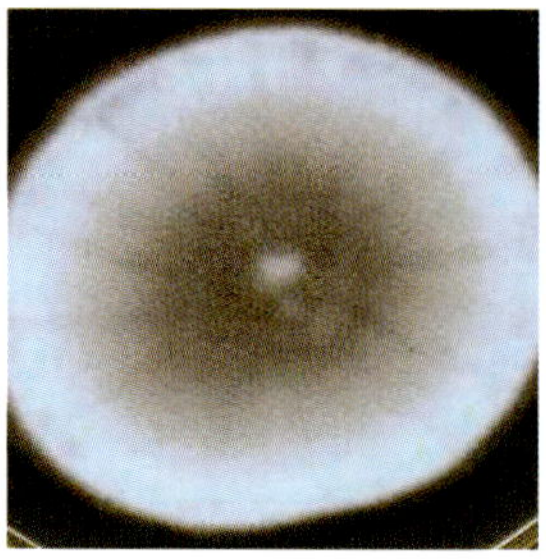

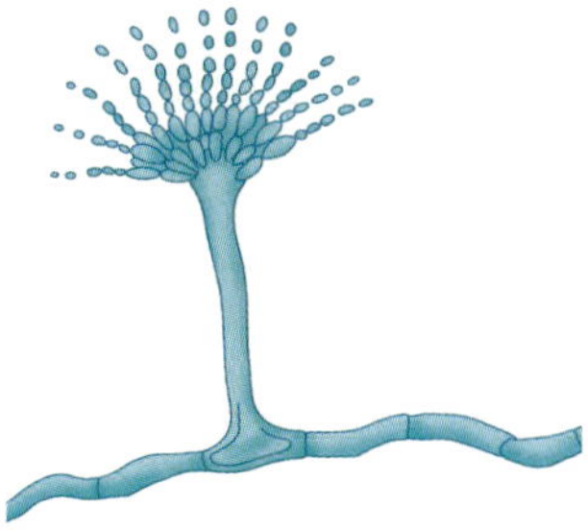

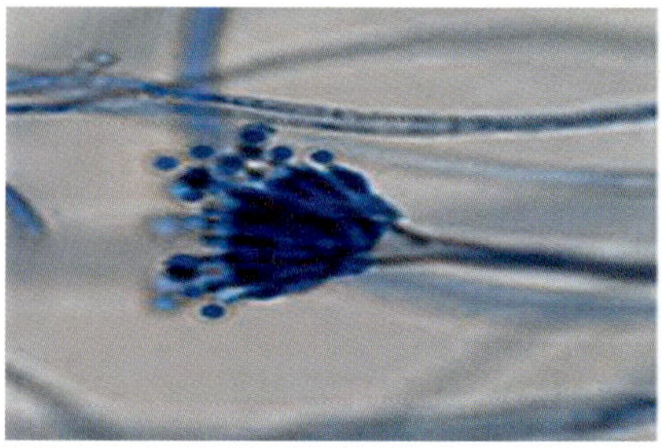

6) Aspergillus nidulans

(1) 병원성: 일반적으로 주변 환경에 많이 존재하며 인체의 허파, 뇌, 뼈, 눈, 코안(비강), 피부와 같은 신체 여러 부위에 감염을 유발하며 여러 장기의 파종성 감염도 잘 일으킨다. 다른 Aspergillus 종보다 좀 더 치명적인 감염을 유발한다.

(2) 성장속도: 성장이 3~5일로 빠른 성장을 보이는 신속발육형 진균에 속한다.

(3) 집락의 모양: 표면은 비로드천 같은 느낌이며 녹색이고 노란색 혹은 자주빛으로 흰색 테두리를 잘 형성한다.

(4) 현미경적 형태

i) 균사체가 격막균사이고 분생병 표면은 매끄럽고 길이는 200㎛ 이하이며, 직경은 2~5㎛ 정도로 짧고 갈색이며 성숙되면서 어두워진다.

ii) 소낭의 직경은 약 10~12㎛ 정도이며 소병자가 이열 배열이고 기저경자와 소병자 길이가 같으며, 소낭의 윗부분과 전체의 반 정도를 차지하고 있다.

iii) 분생자는 원형이며 표면이 매끄럽거나 약간 거칠고 직경이 3~5㎛ 정도이다. 유성생식 때에는 붉은색 자낭분생자를 잘 생산한다.

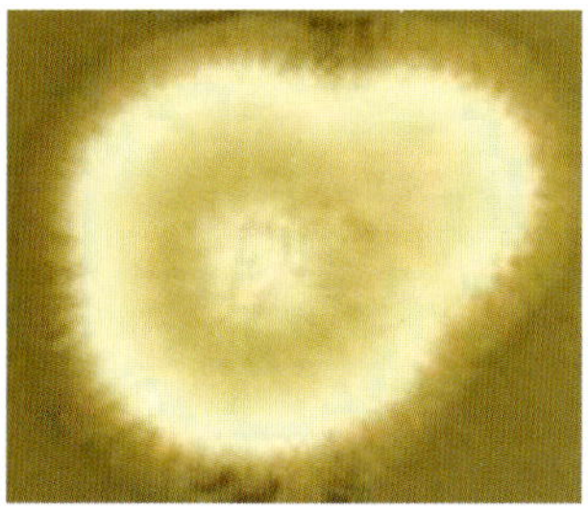

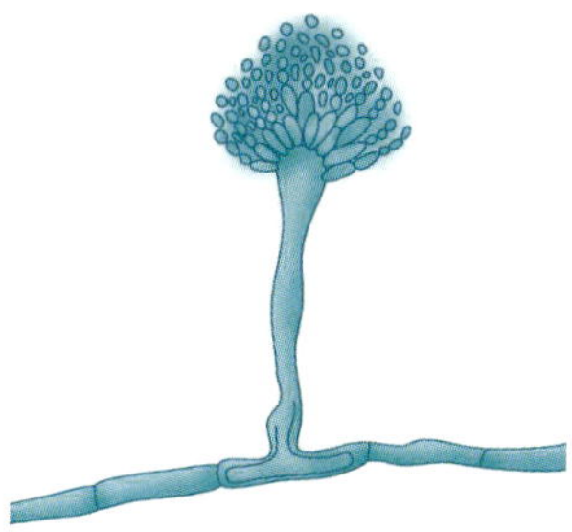

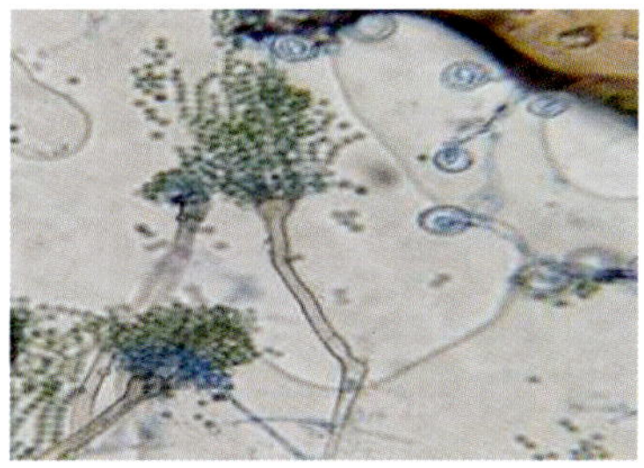

7) Aspergillus terreus

(1) 병원성

i) 주변 환경에 많이 분포되어 있으며 인체의 신체 여러 부위에 감염을 유발한다.

ii) 전신형 파종성 감염도 유발하며 알레르기성 폐 아스페르길루스증을 잘 유발시킨다.

iii) Aspergillus 종 중에서는 독특하게 생체 내에서 우발적인 분생자 형성능력이 있으며, 일반적인 항진균제인 amphotericin B에 대한 자연내성을 가지는 경우가 많다.

(2) 성장속도 : 성장이 3~5일로 빠른 성장을 보이는 신속 발육형 진균에 속한다.

(3) 집락의 모양: 표면은 황갈색에이며 질감은 벨벳 천 모양과 솜털형을 잘 나타낸다.

(4) 현미경적 형태: 균사체가 격막균사이고 분생자병 표면은 매끄럽고 길이는 200㎛ 이하로 정도로 짧고 소낭의 직경은 20~30㎛ 정도이며 소병자는 2열 배열이 뚜렷하다.

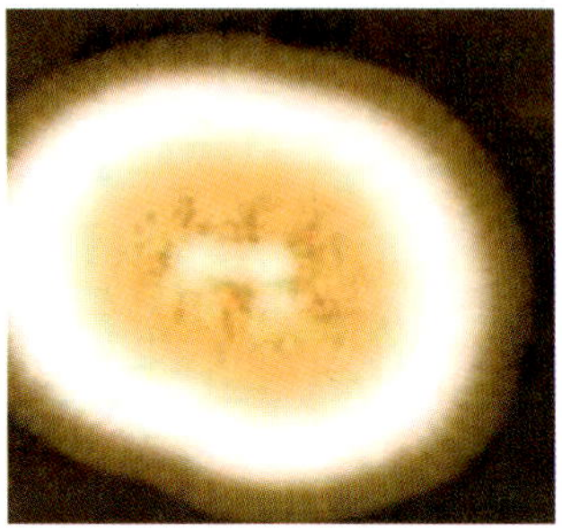
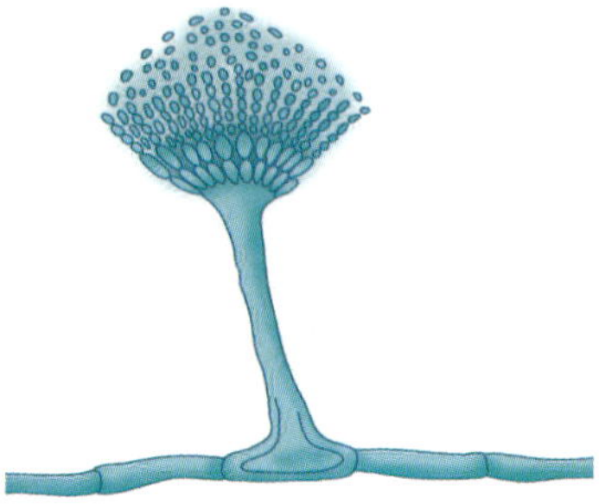
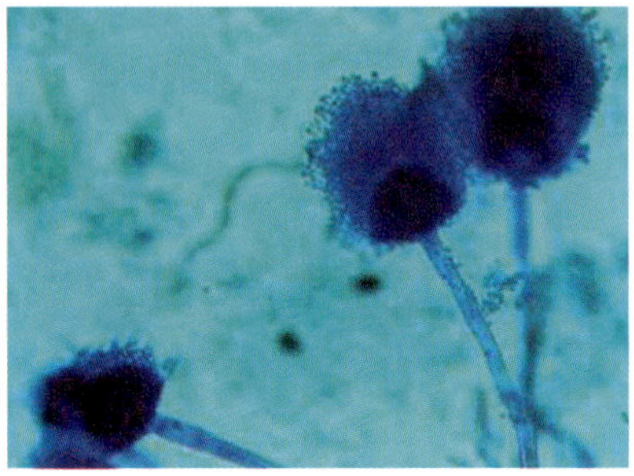

4. 사슬형 분생자 형성 진균

1) 페니실움속(Penicillium spp.)

(1) 병원성: 자연계에 널리 분포하며 사람의 신체에서 각막, 피부 밑, 귀, 호흡기 및 비뇨기 감염과 인공판막 삽입 후 심내막염을 유발시킨다. 특히 면역기능 저하 환자나 장기이식 환자에서 파종성 감염을 잘 유발한다.

(2) 성장속도: 성장이 3~5일의 빠른 성장을 보이며 20~25℃에 잘 자라며 37℃ 배양에서는 성장이 잘 안 되는 특징을 보인다.

(3) 집락의 모양: 초기는 흰색 분말형이고 흰색 테두리를 형성한다.

(4) 현미경적 형태: 균사체가 격막균사이고 균사의 직경이 3~5㎛ 정도이고 기저경자가 없으며 여기서 이차 가지가 뻗어나가는 특징을 보인다. Aspergillus Spp와 다른 점은 소낭이 없고 분생자병위에 원형의 분생자가 사슬을 이루며 모양은 붓 모양이다.

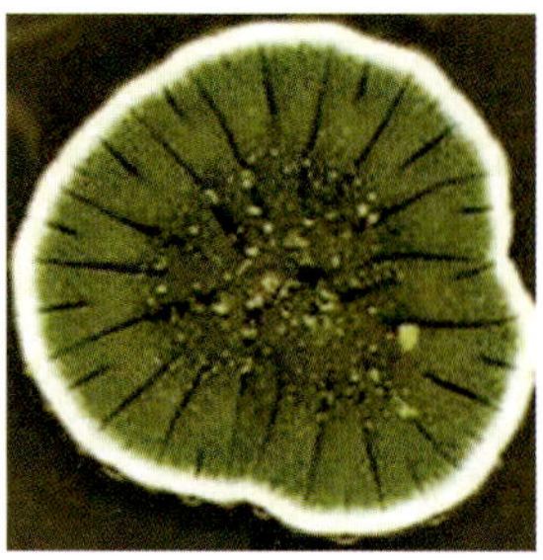
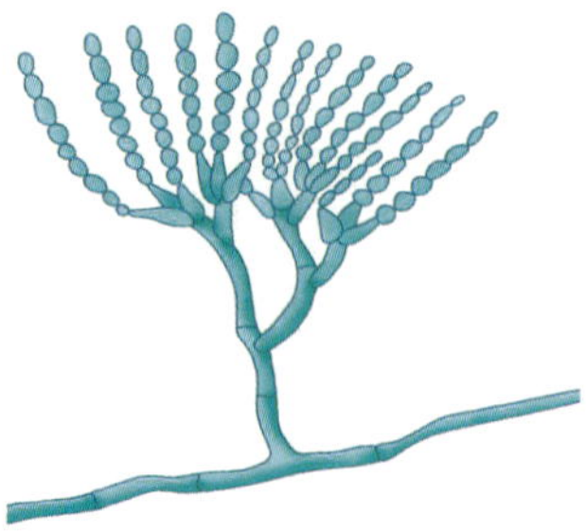
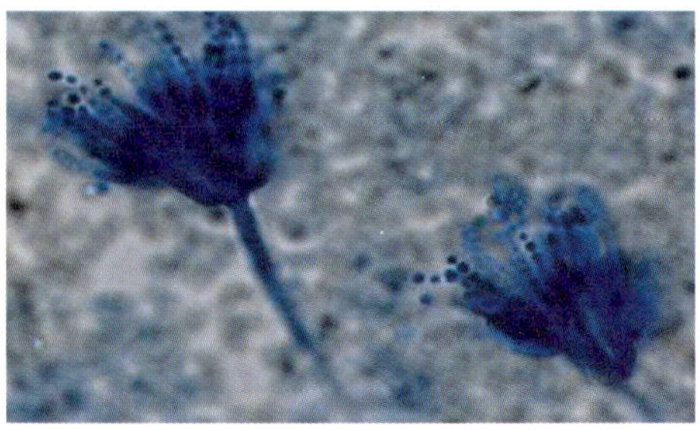

2) 스코풀라리오프시스(Scopulariopsis)

(1) 병원성: 손톱, 발톱 감염을 잘 일으키고 다양한 인체 부위에 침습성 감염을 일으키며 오염균으로 취급되기도 하나 면역저하자에게는 기회 감염증을 많이 유발한다.

(2) 성장속도: 성장이 2~5일으로 빠른 발육형 진균에 속한다.

(3) 집락의 모양: 표면은 흰색이고 반들거리며 황갈색의 테두리를 갖는 분말형의 집락을 보인다.

(4) 현미경적 형태: 균사체가 짧은 격막균사이며, 분생자가 종종 가지를 치며 분생자는 직경이 3~5㎛ 정도의 원형으로 표면에 돌기를 가지는 특색이 있다.

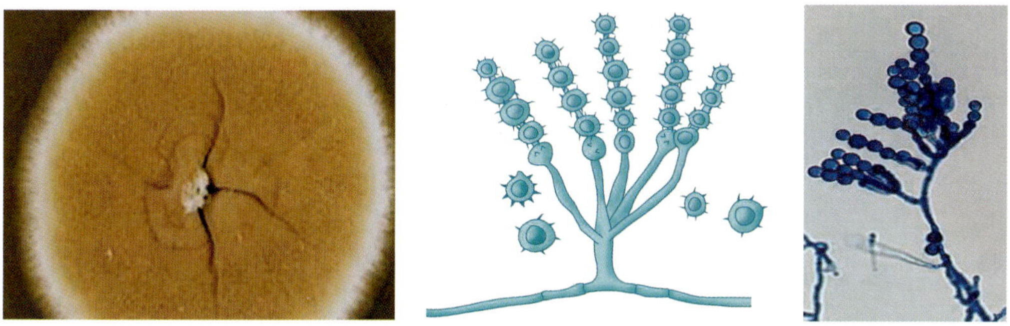

5. 나팔형 분생자 형성 진균

1) 아크레모늄(Acremonium)

(1) 병원성: 백색과립 진균종을 유발하며 손톱, 각막 등의 다양한 신체 부위에 국소 감염과 면역기능 저하 환자의 기회 감염성 진균이다.

(2) 성장속도: 성장속도는 3~5일 빠른 성장을 보이는 신속 발육성 진균이다.

(3) 집락의 모양: 처음에는 털이 없이 반질반질하며 나중에는 털을 가지는 솜털형 집락이 되며 연한 회색으로 보인다.

(4) 현미경적 형태

ⅰ) 균사는 격막 있고 소병자는 곧게 뻗어 올라가며 가지를 치지 않고 끝이 가늘어지는 특징이 있다.

ⅱ) 깃은 눈에 잘 보이지 않을 정도의 작고 가늘며 정밀한 균사를 많이 형성한다.

iii) 분생자는 끝이 둥근 직사각형으로 2~4㎛ 정도이며, 소병자의 끝부분에 집단으로 형성되는 특징을 가진다.

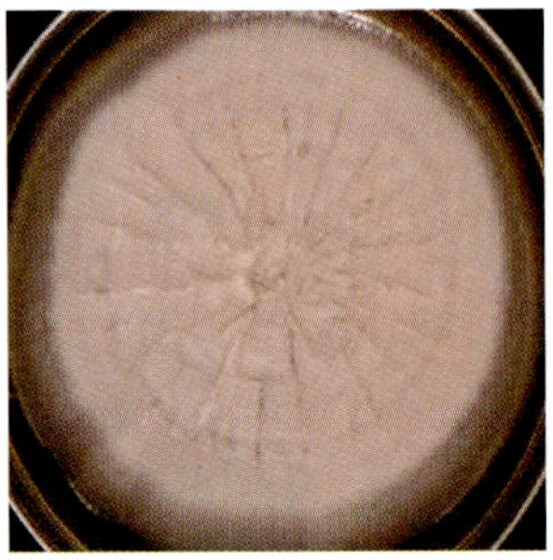
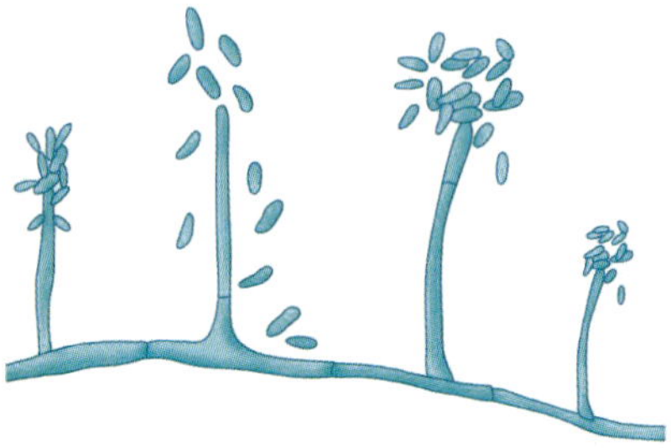
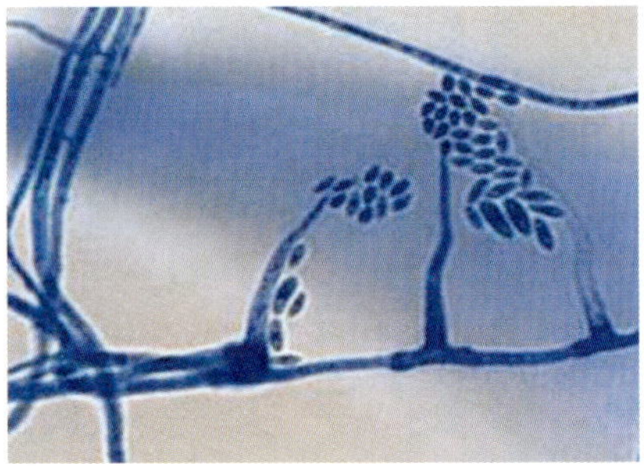

2) 푸사리움속(Fusarium spp.)

(1) 병원성

i) 눈에 진균 감염증을 잘 유발하며 진균종과 화농성 관절염 등을 잘 일으킨다.

ii) 중증 호중성구 감소증 환자에서 혈액검체로부터 종종 배양되기도 한다.

iii) 독소 생성 fusarium은 오염된 음식물을 섭취한 사람에서 식중독을 일으키기도 하나 자연계에 가장 많이 분포하는 오염균으로 알려져 있다.

(2) 성장속도: 성장속도가 빨라서 4일 정도에 성숙되는 신속 발육형 진균이다.

(3) 집락의 모양: 집락은 흰색의 솜털형이고 보라색 집락을 보이며 수북이 많이 형성되는 특징이 있다.

(4) 현미경적 형태: 균사체가 격막균사이며 두 가지 형태의 분생자를 보이며 낫 모양의 큰 분생자와 돌기 모양의 작은 분생자 두 가지 형태가 혼재되어 주로 나타난다.

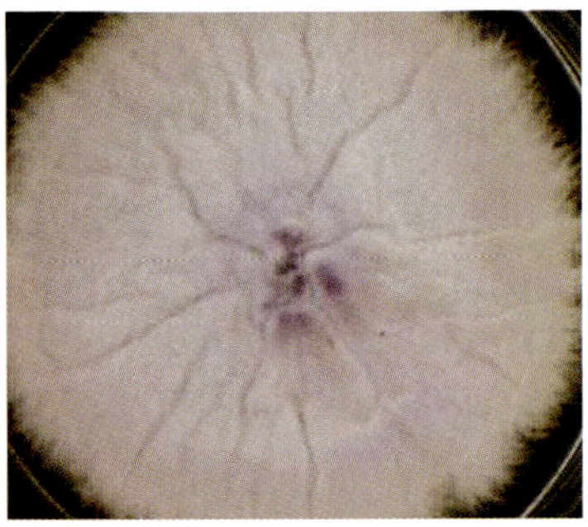
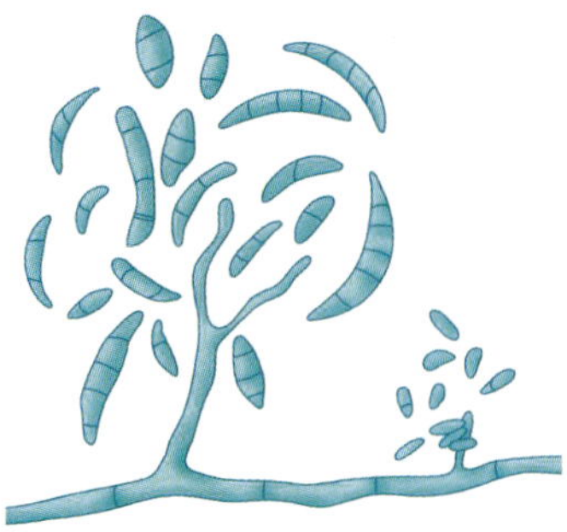
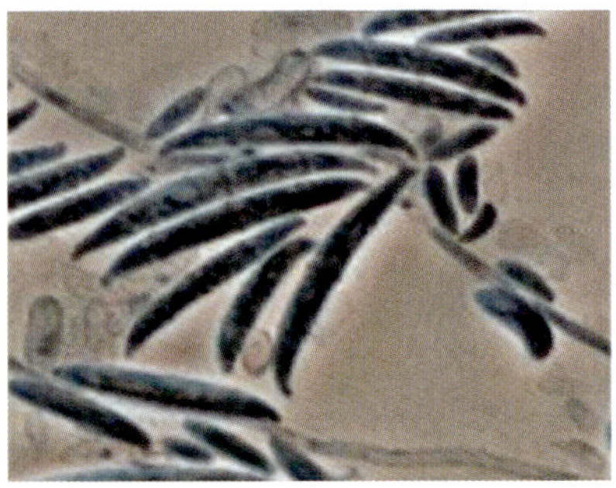

3) 트리코드마(Trichoderma)

(1) 병원성: 일반적으로 오염균으로 분류하며 면역력이 저하된 환자에서 감염을 잘 일으키며, 복막투석을 받고 있는 환자에서 복막염이 잘 발생되는 경우도 있다.

(2) 성장속도: 성장속도가 2~5일로 빠른 성장을 하는 신속 발육형 진균류이다.

(3) 집락의 모양: 집락의 표면이 조밀한 털 모양이고 분생자가 녹색의 조각으로 보이며 노란색의 테두리를 형성한다.

(4) 현미경적 형태: 균사체가 격막균사이며 분생자병이 짧으며 각도가 넓은 가지를 보인다. 소병자는 꽃병 모양이고 분생자는 직경이 2~3㎛ 정도의 원형으로 소병자 첨단에 꽃모양으로 형성되는 특징이 나타난다.

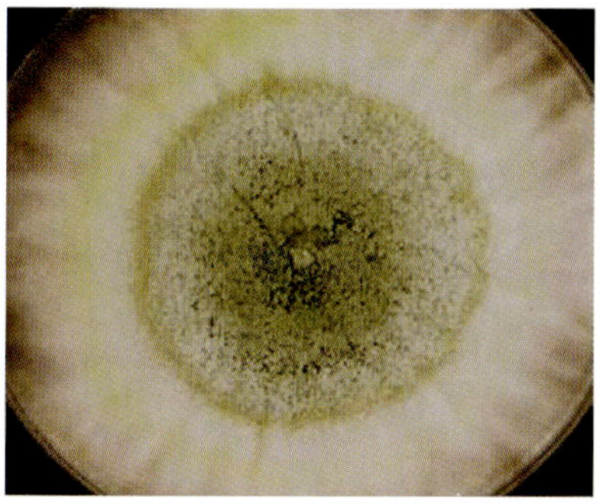
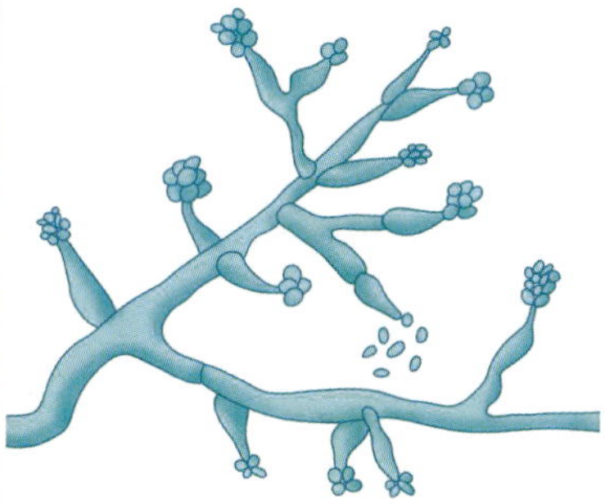
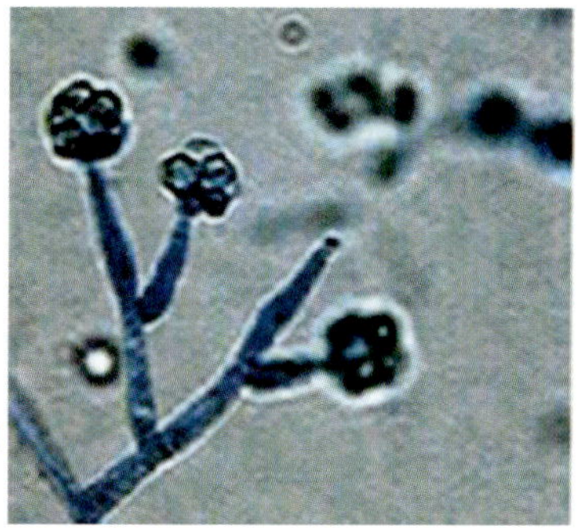

제9장 피부사상균(Dermatophytes)

1) 피부사상균은 피부, 모발, 손·발톱의 케라틴 단백질을 분해하여 영양분으로 이용할 수 있는 사상형 진균이다.

2) 피부사상균은 숙주에서 성장할 때 조직 내로 침범하지 않으며, 단순히 케라틴화되어 있는 피부의 가장 외측 표면에 집락화를 형성한다.

3) 백선(tinea)이나 윤선(ringworm)으로 알려진 피부질환은 진균이 케라틴을 소화하는 동안 진균에 의해서 배출되는 효소로 인한 숙주에 병변이 형성된다.

4) 피부사상균은 분생자의 생성에 따라 일반적으로 3개의 속(그룹)으로 구별할 수 있다.

- Microsporum: 두껍고 거친 세포벽에 대분생자(macroconidia), 소분생자(microconidia)를 생성하며 격막은 하나 정도 생산한다.
- Trichophyton: 큰 분생자는 드물게 형성하며 세포벽이 얇으며 매끄럽고, 일반적으로 작은 분생자가 많이 형성한다. 어떤 균종은 분생자를 만들지 않는다.
- Epidermophyton: 큰 분생자는 많고 세포벽이 얇으며 매끄럽다. 작은 분생자는 생성하지 않는 특징이 있다.

- Tinea barbae(수염백선증): 안면과 목부위의 수염부위에 감염되는 것
- Tinea capitis(두부백선증): 두피와 머리카락에 감염되는 것
- Tinea corporis(체부백선): 몸통부위 피부에 감염되는 것
- Tinea cruris(샅백선): 사타구니, 샅굴부위(서혜부), 항문주위 감염되는 것
- Tinea manuum(손백선): 손 감염
- Tinea pedis(족부백선): 발에 감염
- Tinea unguium(조갑백선): 손·발톱 감염

1. 피부사상균의 종류별 특징

구 분	Microsporum spp.	Epidermophyton spp.	Trichophyton spp.
Macroconidia:			
수량	많다	많다	드물다
세포벽	Rough	Smooth	Smooth
형태	타원형/방추형.	곤봉형	연필모양
세포벽두께	두껍거나 얇다	얇다	얇다
분생자안의 세포수	3-7개	2-4개	3-8개
	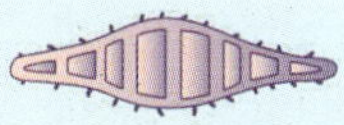	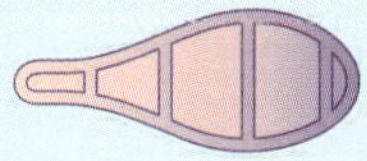	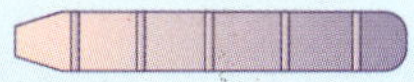
Macroconidia:			
수량	적다	없다	많거나 적다
형태	곤봉형	-	구형, 난형, 곤봉형
배열	한 개씩	-	한 개 혹은 포도송이 같이 덩어리짐
	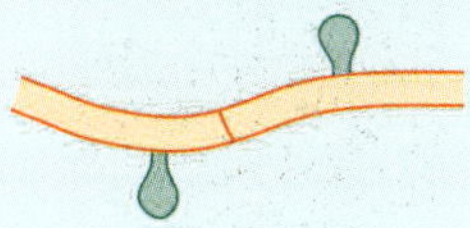		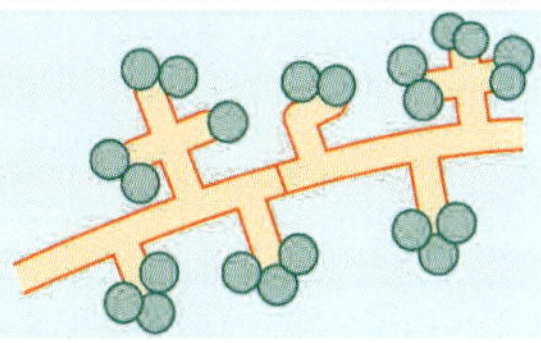
감염부위	피부, 모발	피부, 각질(손, 발톱)	피부, 모발, 각질

2. 진균의 임상적 진단

1) 발톱, 손톱의 무좀 증상

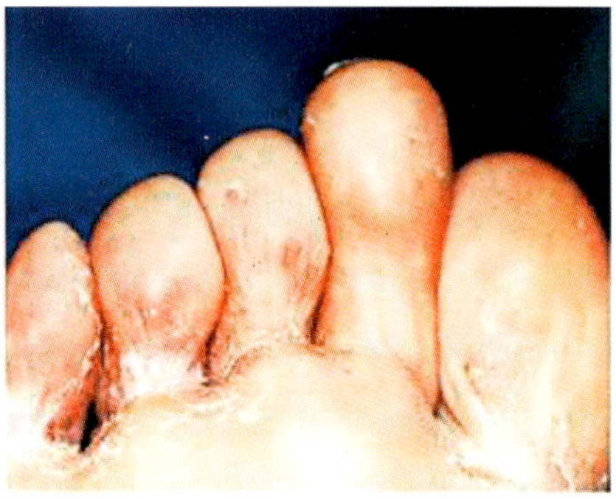

2) 피부의 원형성 병소

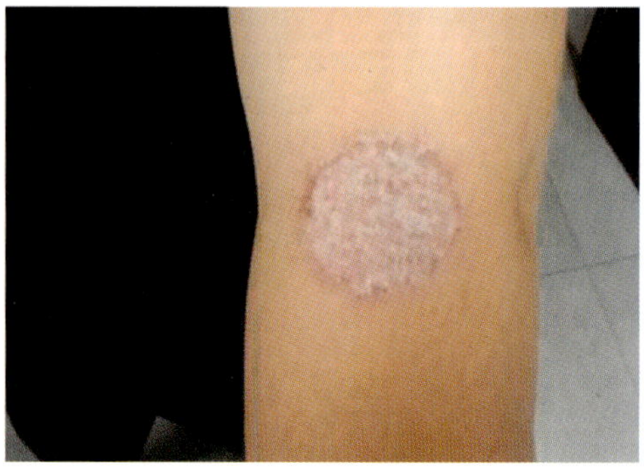

3) 피부의 어울러기

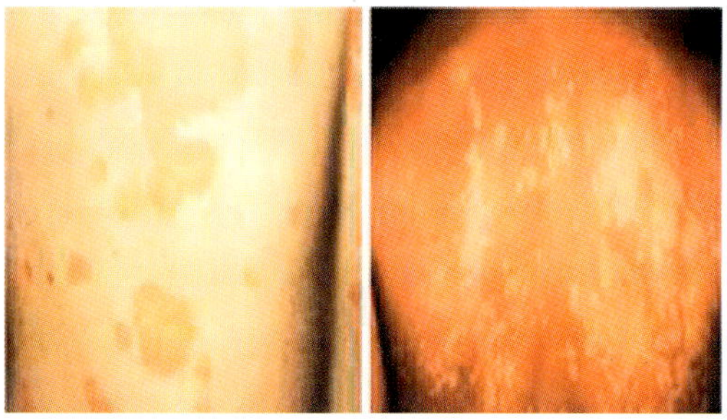

4) 머리카락의 원형성 탈모

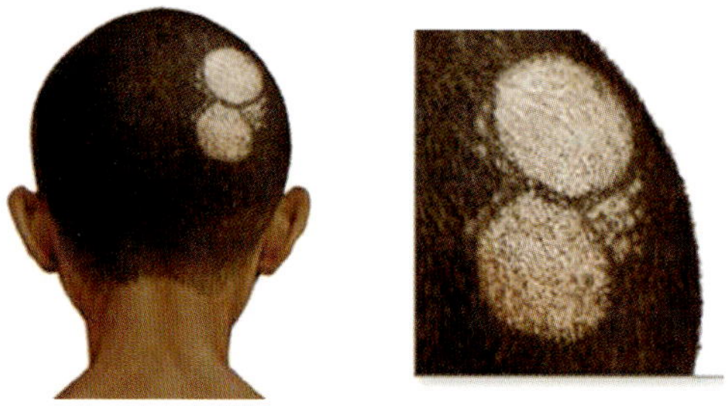

5) 전신성 피부 질환

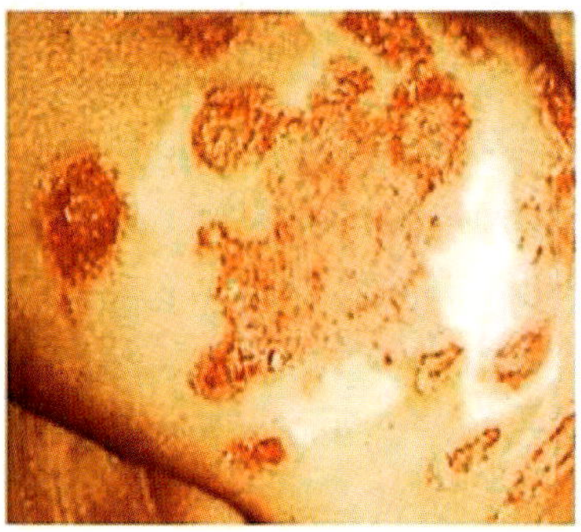

1) 마이크로스포룸 캔니스(Microsporum canis)

(1) 병원성: 인체의 두피를 비롯하여 피부나 노출 부위에 감염성 진균증을 잘 일으키며, 어린 아이에게 감염이 유행하고 대부분의 사람의 감염은 감염된 개나 고양이로부터 전파된다고 본다.

(2) 성장속도: 성장속도는 3~7일 정도의 신속 발육형 진균에 해당된다.

(3) 집락의 모양: 흰색의 거친 솜털형으로 주변에 노란 방사형태의 색소가 형성되며 중앙에 진한 분홍색의 원형이 태양처럼 형성되어 나타난다.

(4) 현미경적 형태

ⅰ) 균사체가 격막균사로서 수많은 큰분생자를 형성하며 큰분생자의 길이는 10~20㎛ 정도로 길고 방추형이며 표면이 거칠고 돌기가 있으며 두꺼운 세포벽이 나타난다.

ⅱ) 큰분생자 끝부분이 좁아져서 새의 부리 같은 모양을 형성하는 것이 유일한 특징이며 또한 큰분생자는 곤봉형이며 돌기가 보이며 분생자 내에 분획이 대체로 6개 이상이 관찰되는 특징이 잘 나타난다.

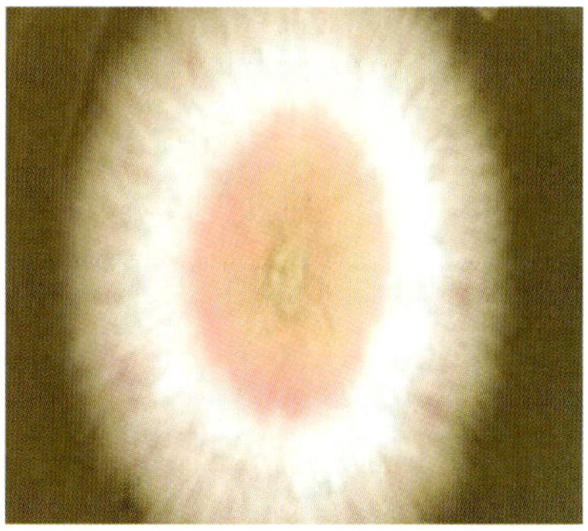

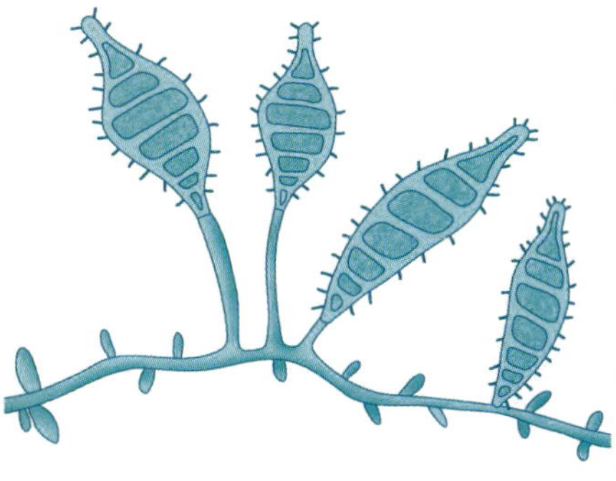

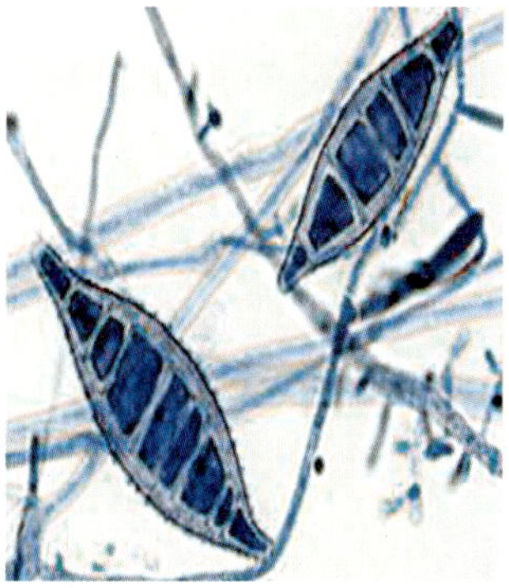

2) 마이크로스포룸 짚셤(Microsporum gypseum)

(1) 병원성: 사람의 두피와 피부 등의 다양한 부위에 감염되나 사람보다는 하등동물에 많은 감염이 나타난다.

(2) 성장속도: 성장속도는 중간 발육성 진균에 해당되며 6~10일 정도에 완전 성숙된다.

(3) 집락의 모양: 분말형에서 과립형으로 술잔 모양을 형성하며 집락의 가장자리는 종종 흰색의 솜털형 균사가 형성된다.

(4) 현미경적 형태: 균사체가 격막균사이며 8~15㎛ 정도의 큰 분생자가 많이 나타나며 표면이 거칠고 비교적 세포벽이 얇으며 큰 분생자 내의 분획은 6개를 넘지 않는 특징이 있고 큰 분생자 끝이 둥글 것이 M. Canis와 구분되는 점이다.

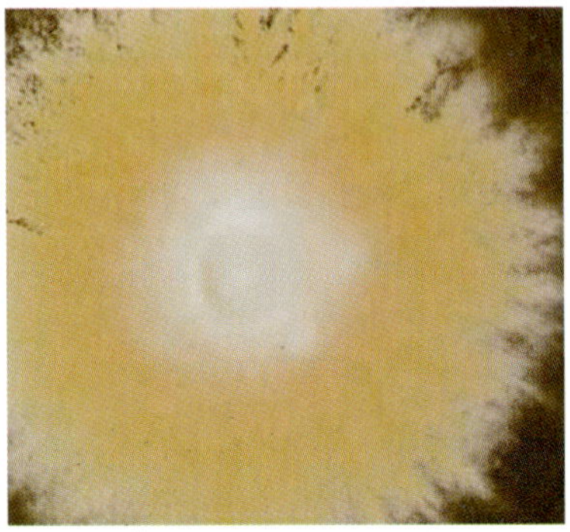
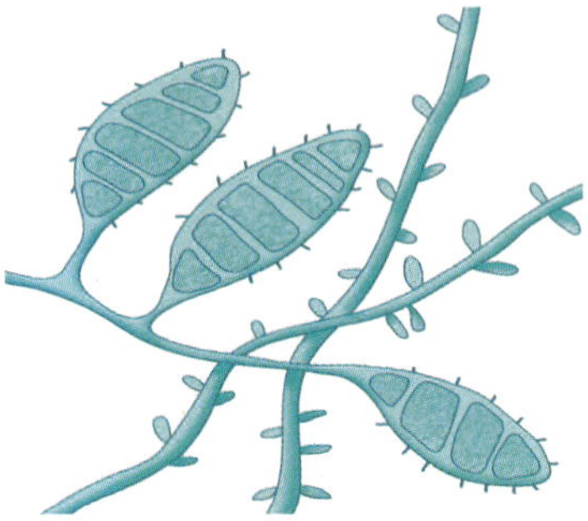
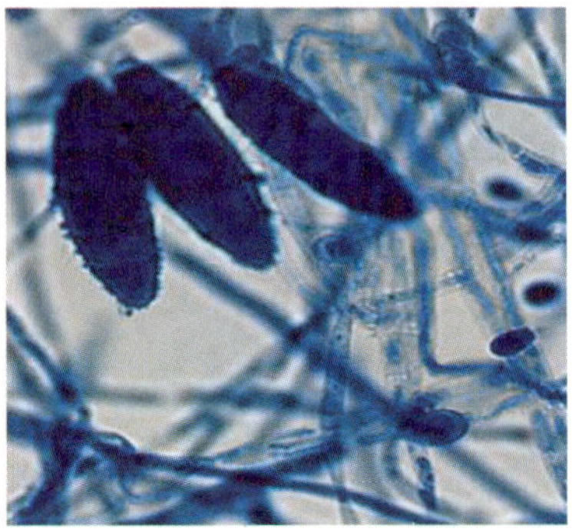

3) 트리코파이톤 루브름(Trichophyton rubrum)

(1) 병원성: 세계적으로 사람에게 가장 많이 감염되는 피부사상균성 진균이며 가장 흔한 감염은 신체의 손·발톱에 잘 감염되나 수염, 두피 등의 감염은 잘 되지 않는다.

(2) 성장속도: 비교적 성장속도가 느리며 성장기간이 14~20일으로 지연 발육성 진균이다.

(3) 집락의 모양: 표면이 흰색의 과립형으로 보이며 PDA 배지 또는 corn meal dextrose 배지에서 색소 생성이 잘 되기 때문에 색소 관찰에 유리하다. 또한 과립형 또는 솜털모양의 백색 집락이 잘 나타내며, 뒷면은 진한 적색의 원형 집락이 형성된다.

(4) 현미경적 형태: ⅰ) 균사체가 격막균사이며 2~5㎛ 정도의 눈물방울 모양의 작은 분생자가 특징이며 큰 분생자는 연필 모양으로 잘 나타난다. 큰 분생자는 균사의 끝에 집단으로 형성되는 특징이 있다.

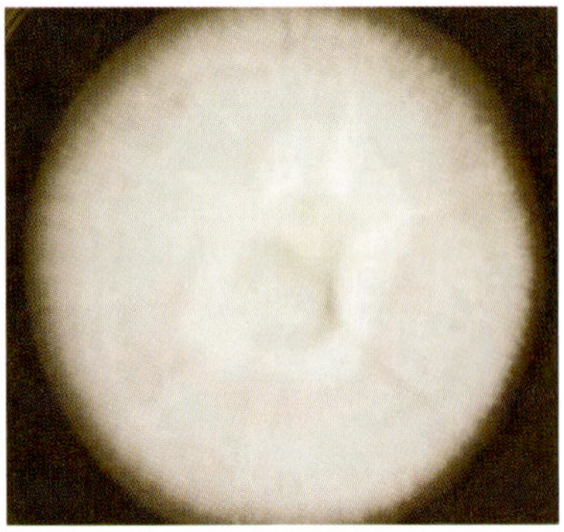
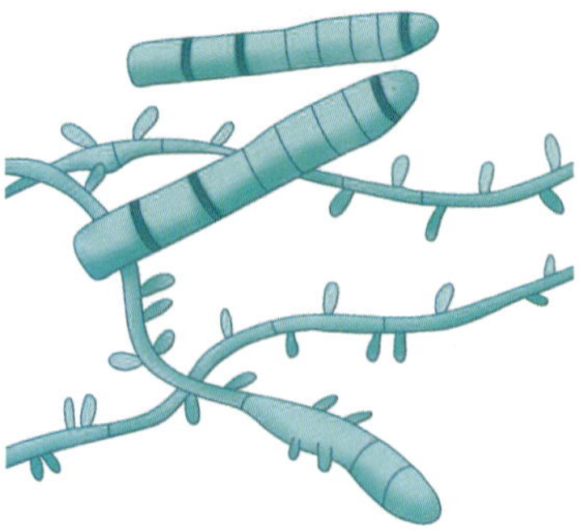
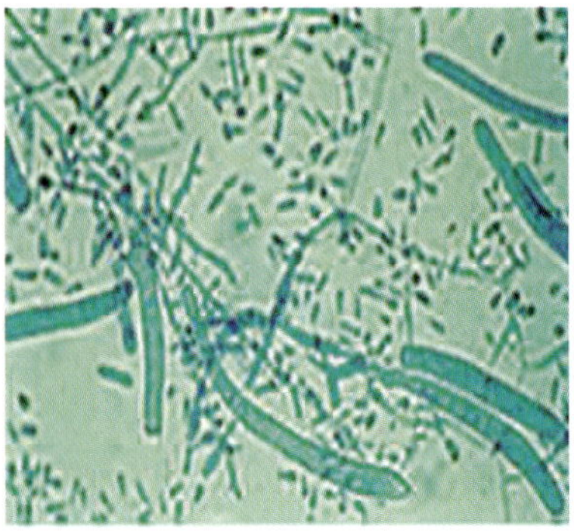

ii) 대분생자는 소수 존재하며 연필이나 담배모양이며 포자로 구성

iii) 소분생자는 “전깃줄 위에 앉은 참새” 모양으로 일렬로 배열되어 보이며 가장 흔한 균으로 인체 여러 곳에 감염이 나타난다.

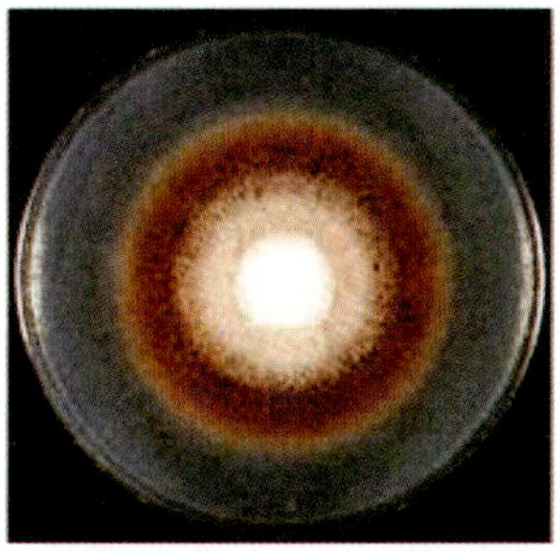
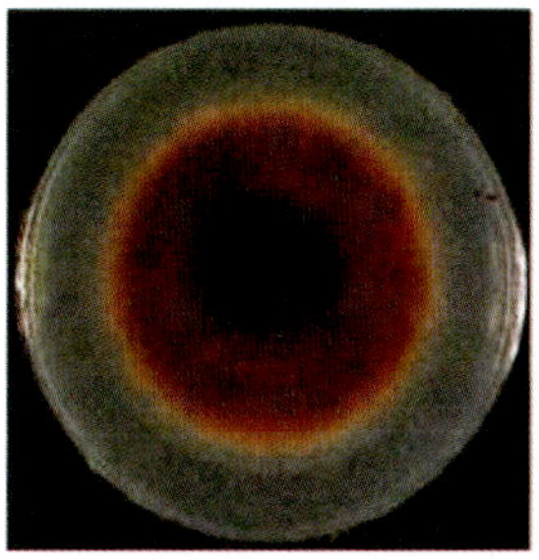
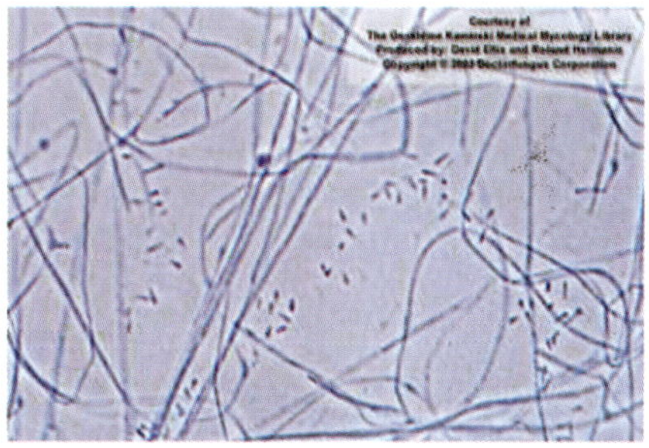
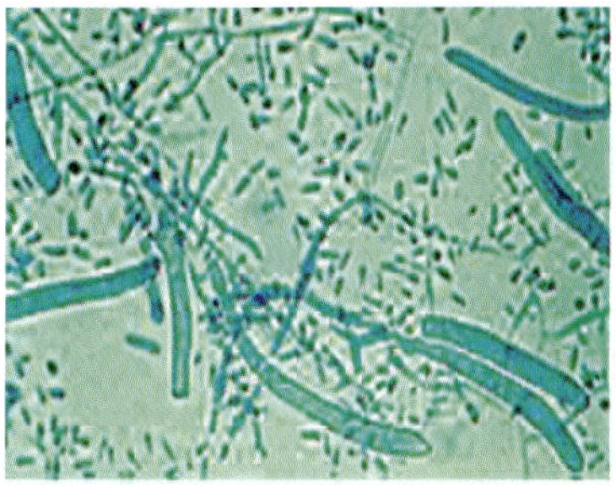
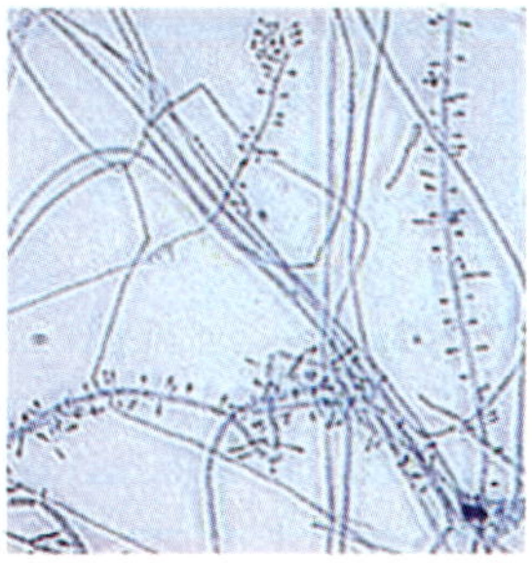
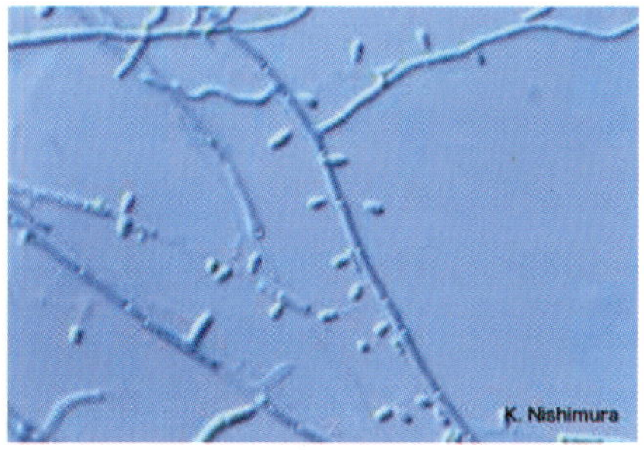

4) 마이크로스포룸 아우도우니(Microsporum audouinii)

(1) 병원성: 일반적으로 어린이와 젊은이 등의 야외활동이 많은 층에 두피나 피부에 유행성 윤선(ringworm) 원인성 진균으로 열대지방에 많이 분포하며 신체의 다른 피부 감염도 잘 되며 성인 감염은 잘 일어나지 않는다.

(2) 성장속도: 성장속도는 7~10일 정도의 중간 발육성 진균에 속한다.

(3) 집락의 모양: 집락의 표면이 솜털모양이며 가장자리가 회색빛의 띠를 형성하며 중앙은 밝은 겨자색을 형성한다.

(4) 현미경적 형태: 균사는 때때로 종말후막분생자를 가지며 일반적으로 머리 빗 모양의 균사가 특징적으로 나타낸다. M. audouinii는 M. canis와 비슷하지만 M. canis는 쌀 배지에는 자라지 않는 점이 차이가 난다.

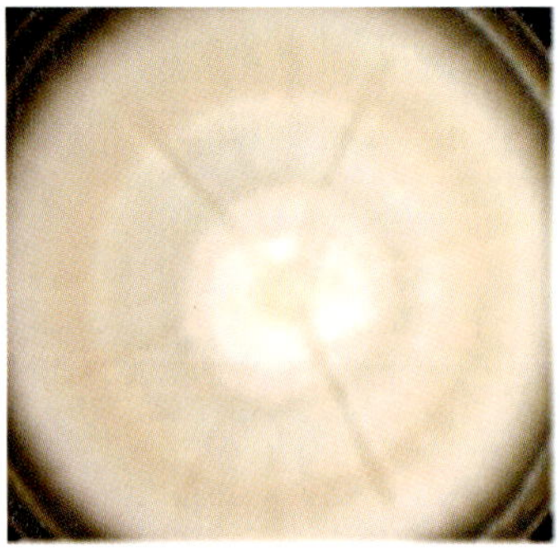
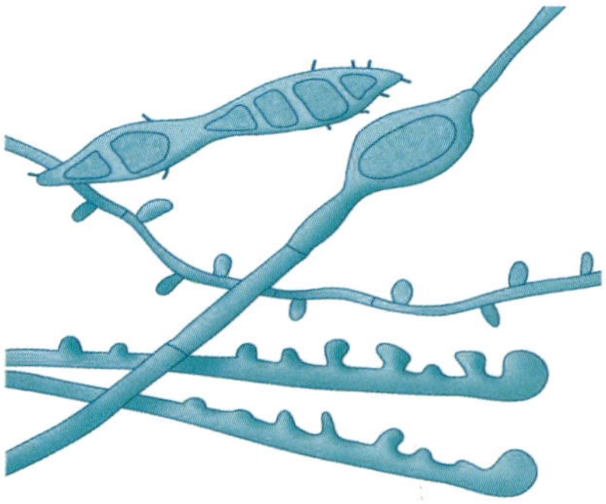
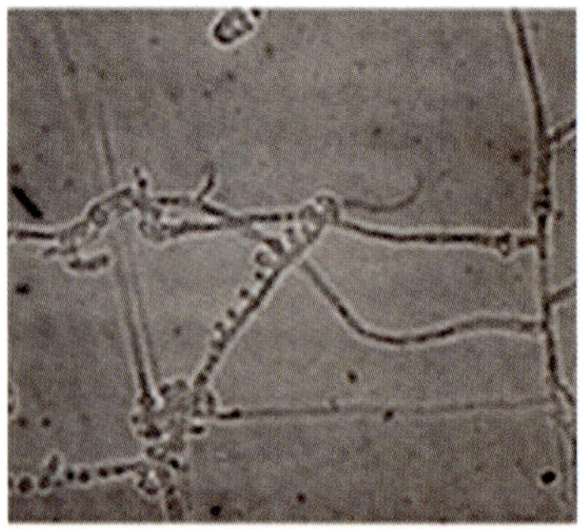

5) 트리코파이톤 멘타그로파이트(Trichophyton mentagrophytes)

(1) 병원성: 인체의 신체의 표면 부위나 각질층, 모발, 손·발톱 등에 무좀성 진균질환을 잘 유발한다.

(2) 성장속도: 성장속도는 8~10일 정도의 중간 발육형 진균에 해당된다.

(3) 집락의 모양: 분말형 혹은 흰색의 솜털형 균사를 형성하며 노란색의 물결모양의 테두리가 나타난다.

(4) 현미경적 형태: 균사체에 촘촘한 격막이 있으며 작은 분생자는 직경 3~5㎛ 정도로 둥글고, 분생자병이 집단을 이루고 있으며, 눈물방울 모양의 소분생자가 보이며 큰 분생자는 담배 모양이고, 나선형으로 꼬여 있는 균사를 흔히 볼 수 있는데 꼬여 있는 균사체가 이 균의 특징이다.

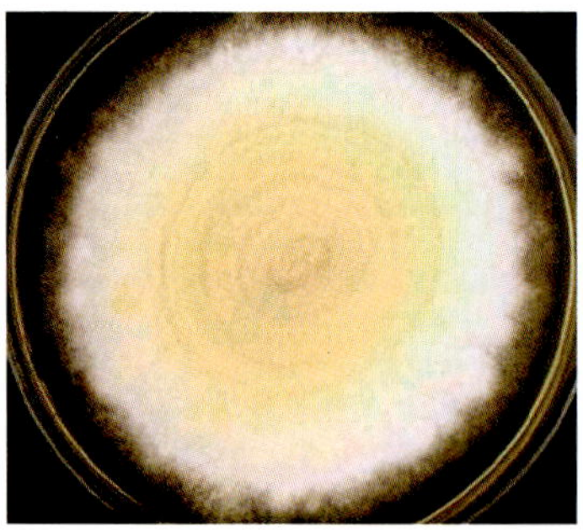
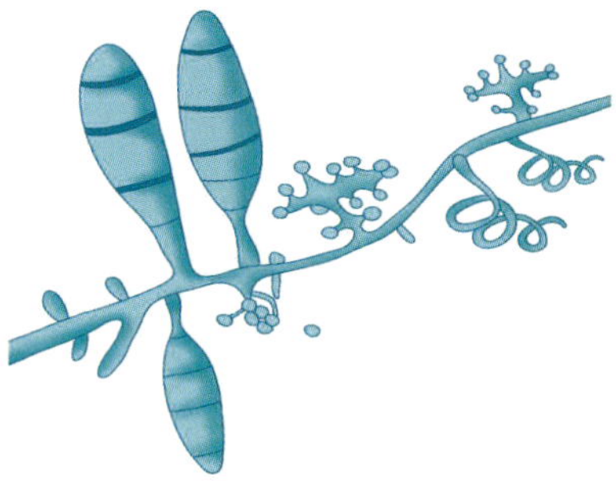
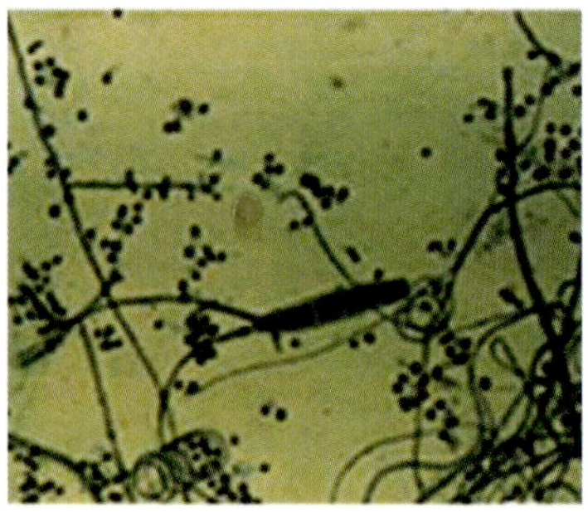

6) 트리코 파이톤 메그니니(Trichophyton megninii)

(1) 병원성: 두피나 피부의 다양한 신체 부위에 감염이 일어나며 턱수염에 잘 감염되는 특징을 보이며 아프리카, 중동, 유럽 등의 풍토병으로 유행하고 있다.

(2) 성장속도: 성장속도는 6~10일 정도고 지연 발육성 진균에 해당된다.

(3) 집락의 모양: 집락의 표면에 가죽 주름이 형성되고 초기에는 흰색의 굴곡을 많이 형성하면서 차츰 분홍색 또는 보라색의 주름이 형성된다.

(4) 현미경적 형태: 균사체가 격막균사이고 균사의 양 쪽으로 눈물방울 모양의 작은 분생자가 배열되며 큰 분생자는 연필 모양으로 보인다. T. rubrum과는 histidine 요구성과 요소 분해시험으로 구분한다.

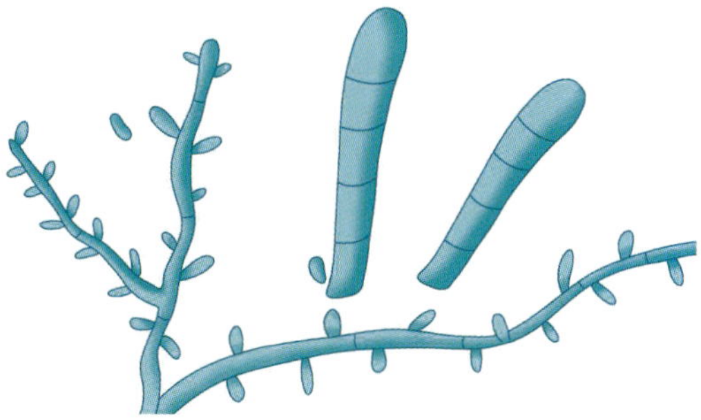
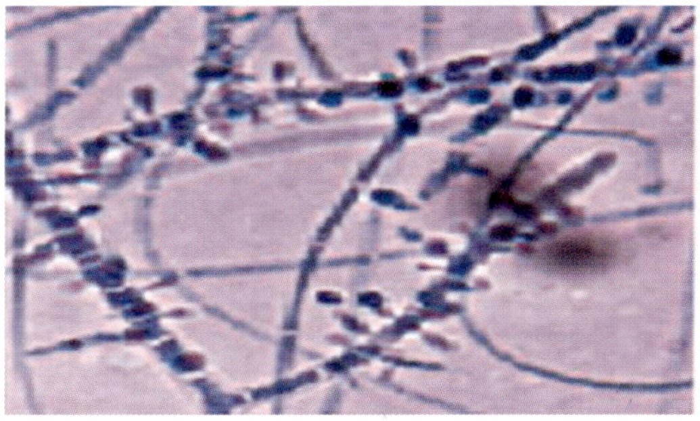

7) 트리코파이톤 스코엔레이니(Trichophyton schoenleinii)

(1) 병원성: 인체의 두피에 윤선(ringworm)을 잘 일으키며, 여기에 흉터를 잘 남기고 흉터 부위에 머리카락이 영구히 생성되지 않아 외모에 손상을 주기도 한다.

(2) 성장속도: 성장속도가 15~20일 정도의 느리게 자라는 진균으로 분류된다.

(3) 집락의 모양: 집락은 연한 황색으로 균사가 솜털형이고 중앙이 주름진 모양으로 나타난다.

(4) 현미경적 형태: 균사체는 격막균사가 나타나며 울퉁불퉁하고 특징적으로 사슴뿔 모양으로 가지를 뻗었으며 후막분생자가 많이 나타나고 소분생자나 대분생자가 없는 게 특징이다.

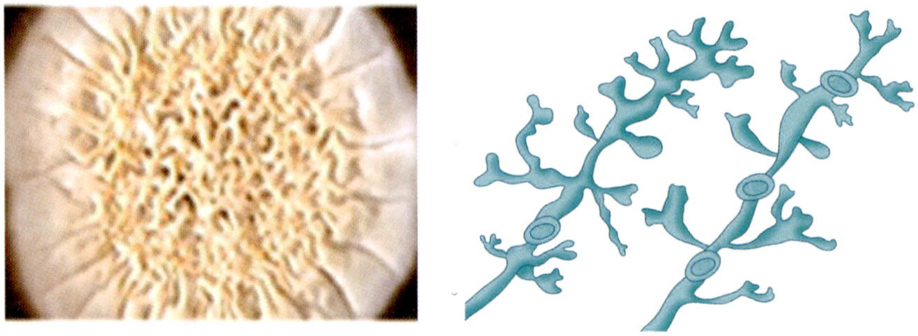

8) 트리코파이톤 톤슈란스(Trichophyton tonsurans)

(1) 병원성: 진균성 원형 두피 감염증이 잘 나타나며 피부와 손·발톱에도 감염이 자주 일어난다.

(2) 성장속도: 지연 발육성 진균으로 12~15일 정도로 느리게 성숙되는 진균이다.

(3) 집락의 모양: 배지의 전면은 흰색, 회색빛 집락을 형성하며, 대부분이 부드러운 가죽 주름이 형성되고 또는 방사상 형태 등의 모양이 나타난다.

(4) 현미경적 형태

i) 대부분의 균사체에 격막이 형성되어 있고 균사에서 직각으로 뻗어 나온 짧은 분생자병에서 작은 분생자가 보통 눈물방울 모양, 곤봉 모양 등 다양한 형태를 나타내며 중간 혹은 종말후막분생자가 특징적으로 보인다. 이 진균의 배양에 thiamine을 첨가하면 대분생자와 소분생자가 잘 발생된다.

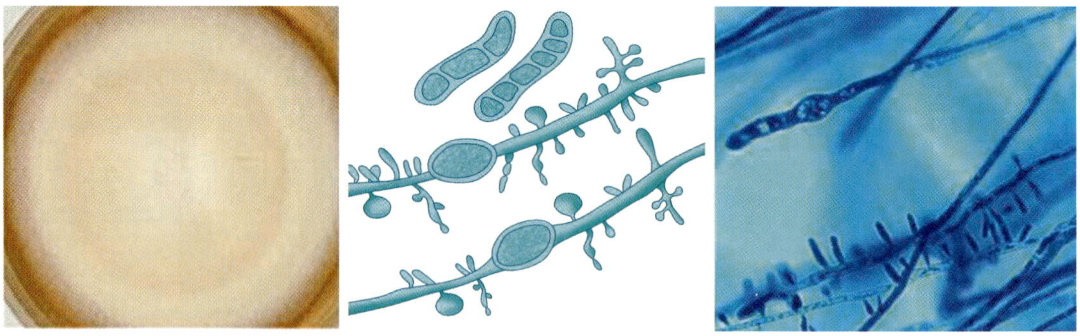

9) 에피터모파이톤 프로코슘(Epidermophyton floccosum)

(1) 병원성: 모발에는 잘 감염을 일으키지 않으나 피부와 손·발톱 등에 감염을 잘 일으킨다.

(2) 성장속도: 성장속도는 10~15일에 완전 성장을 하는 지연 발육성 진균에 해당된다.

(3) 집락의 모양: 집락 표면 주위에 노란색 띠를 형성하며 중앙 부위에 볼록한 배꼽 같은 덩어리가 형성되며 부드러운 천 같은 느낌이 있다.

(4) 현미경적 형태: 균사체가 격막균사를 잘 형성하며 작은 분생자가 형성되지 않으며 큰 분생자는 끝이 둥근 형태의 곤봉 모양이고 말단에 열매 같이 3~4개가 다발을 형성하여 발생되는 특징이 나타난다.

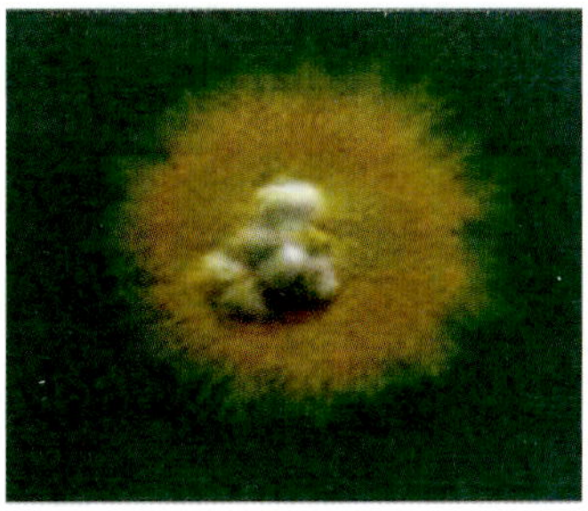
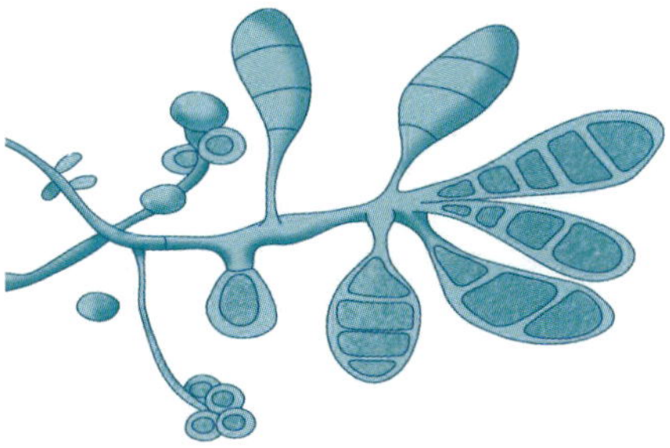
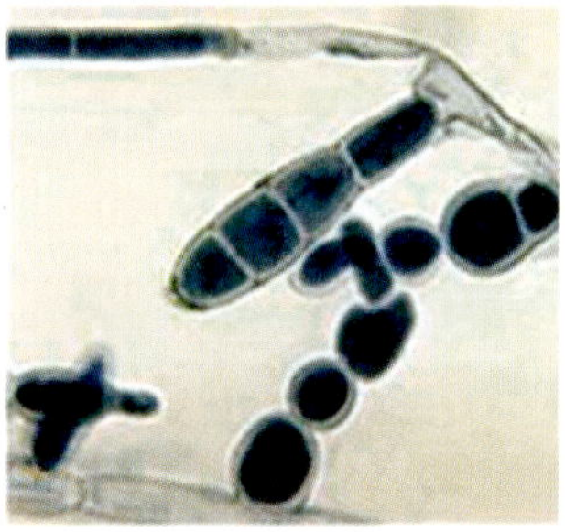

10) 트리코파이톤 베루코슘(Trichophyton verrucosum)

(1) 병원성: 인체의 다양한 부위에 감염되며, 대체로 동물이나 가축을 접촉함으로써 감염이 잘 된다.

(2) 성장속도: 성장속도는 15~20일 정도로 느리며, 이것은 37℃에서 잘 자라는 특징이 있다.

(3) 집락의 모양: 집락이 작으며 단추 모양으로 형성되고 촉촉한 피부 같은 질감으로 솜털형이며 흰색과 회색 또는 노란색의 테두리를 형성한다.

(4) 현미경적 형태: 사슬형 중간후막분생자를 잘 형성하고 사슴뿔 형상을 나타내기도 한다. Thiamine을 첨가하며 소생분자가 많이 생성되고 대분생자는 콩깍지 모양이다.

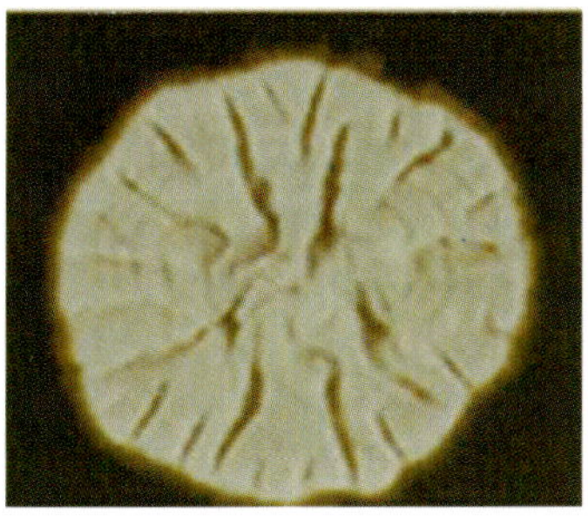
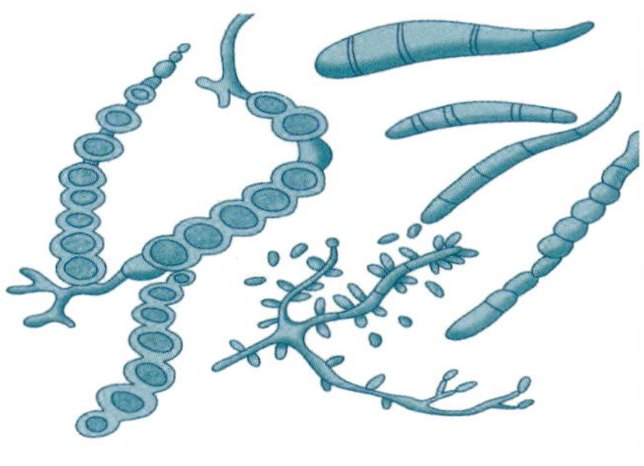
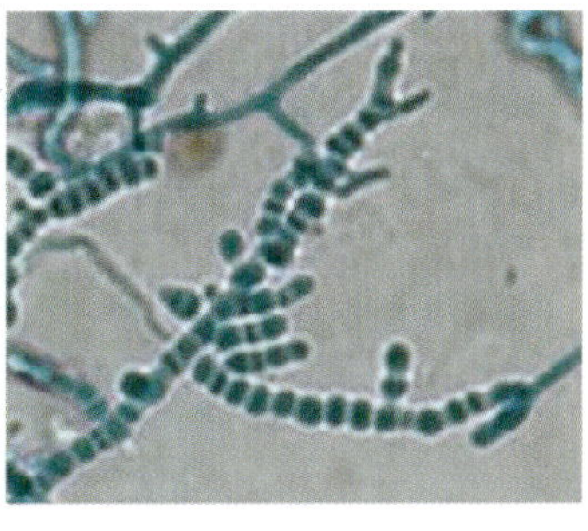

제10장 두형태 곰팡이(Dimorphic fungi)

1. 두형태 진균의 특징

1) 일반적 진균 배양배지(SDA 등)에서 25~30℃로 배양하면 사상형이 되며 37℃로 배양하면 효모성 진균으로 자라는 진균을 두형태 진균라고 한다.
2) 이들 중 Penicillium marneffei를 제외한 모든 균이 25~30℃ 배양에서는 cycloheximide의 항진균제가 포함된 배지에서 자랄 수 있다.
3) 검사실 안전을 위하여 Histoplasma, Blastomyces, Paracoccidioides 혹은 P. marneffei의 분리가 예측되면 평판배지보다는 사면배지 배양을 해야 하며, 슬라이드 배양을 수행해서는 안 된다.
4) 습윤표본에서 특징을 잘 관찰되므로 동정에 유리하다.
5) Coccidioides immitis는 통상적으로 두형태 곰팡이로 취급되고 있지만 일반적 진균 배양배지의 35~37℃ 배양에서 효모 모양의 집락이나 세포를 생산하지 않는다.

2. 진균의 종류별 특징

1) 파라코시디오이데스 브라질렌시스(Paracoccidioides brasiliensis)

(1) 병원성: 폐에 특징적인 만성 육아종성 질환을 일으키며 호흡기계나 소화기계로 확산되는 진균이며 중남미 지역에 많이 발생되어 이 지역의 풍토성 진균으로 취급된다.
(2) 성장속도: 성장이 매우 느리며 사상형의 경우 21일 이상 지나야 완전 성장한다.
(3) 집락의 모양: 온도 의존성 두형태 진균이며 25~30℃ 배양에서 집락은 흰색으로 공중균사체를 형성하며 차츰 황갈색으로 변해간다.
(4) 현미경적 형태

i) 파라콕시디오이드진균증이 의심되면 감염을 우려하여 슬라이드 배양은 하지 않고 37℃에서 효모 모양일 때 습윤표본을 제작하여 관찰하고 25~30℃ 배양에서는 중간·종말후막분생자를 관찰할 수 있다.
ii) BHI 증균배지에서 세포벽이 있는 효모세포를 관찰할 수 있고 분아분생자가 많이 관찰된다.

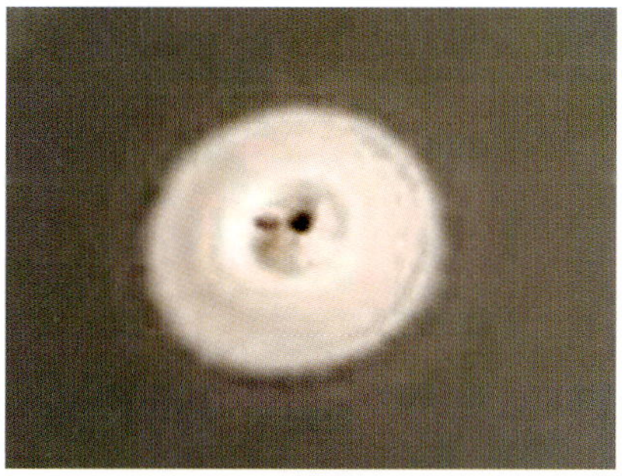

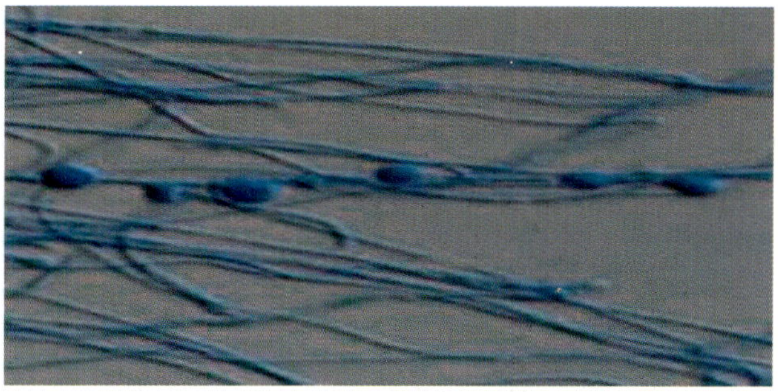

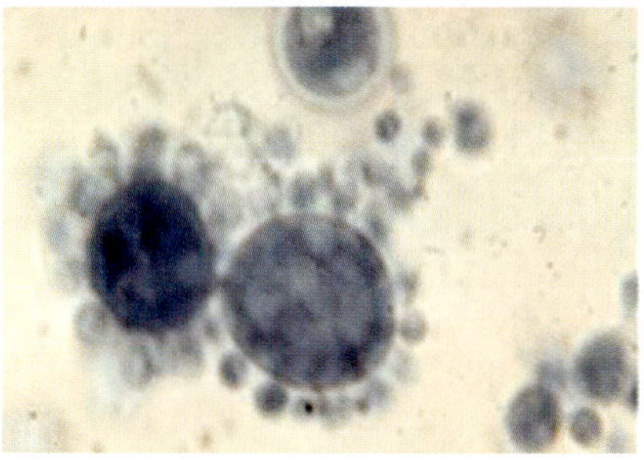

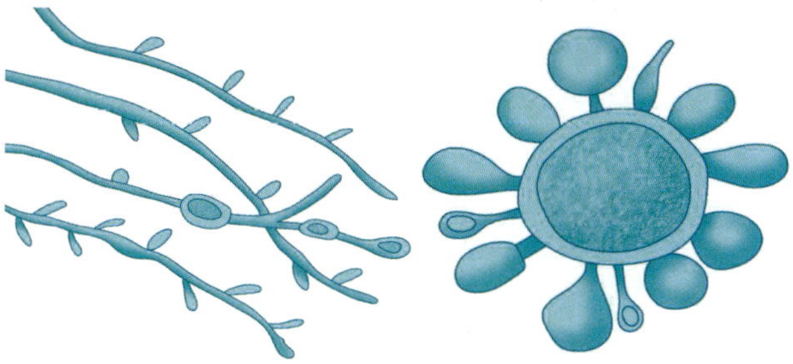

2) 스포로트리스 스켄키(Sporothrix schenckii)

(1) 병원성: 피부나 피부 밑 조직, 림프절 부분에서 스포로트리쿰증을 잘 유발하고 주로 야외에서 나무 등에 상처를 당했을 경우 감염되는 경우가 많다. 진균이 피부나 호흡기로 침범하여 혈액을 통해 발생되는 심부 진균질환은 다른 스포코트쿰 spp.에 비하여 schenckii는 비교적 발생율이 낮으나 일단 발병되면 만성폐렴 등으로 진행되면서 치료가 어렵다.

(2) 성장속도: 4~7일 정도의 신속 발육형 진균에 해당된다.

(3) 집락의 모양: 두 형태성 진균이며 25~30℃ 배양에서 솜털 같은 집락을 형성하고 가죽성 주름이 형성되며 흰색 테두리를 형성한다. 37℃ 배양에는 갈색의 효모 모양으로 자라는 특성을 보인다.

(4) 현미경적 형태: 균사는 직경이 2~4㎛도 작으며 격막의 가지를 가진다. 분생자병의 자루가 가냘프고 분생자가 집단적으로 꽃모양을 형성된다. 25~30℃ 배양에서 균사는 직경이 1~2㎛로 매우 좁고, 격막이 있으며 가지를 친다. 분생자자루가 아주 가냘프게 보이며 끝이 좁아지고 직각으로 형성되며 작고, 눈물방울 모양 또는 원형에 가까운 유리질 분생자가 집단으로 모여 장미꽃 모양으로 형성된다. 35~37℃ 배양에서 원형, 타원형, 곤봉형의 분아세포가 3~10㎛ 정도의 다양한 크기로 나타나며, 일반적으로 여송연(cigar body) 모양의 분아세포가 유독 많이 보인다.

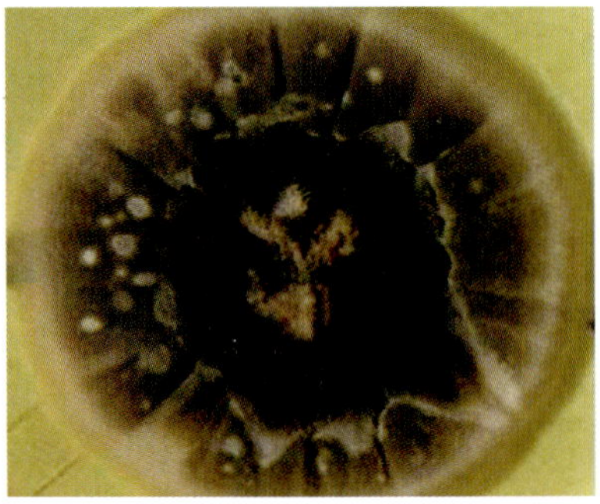
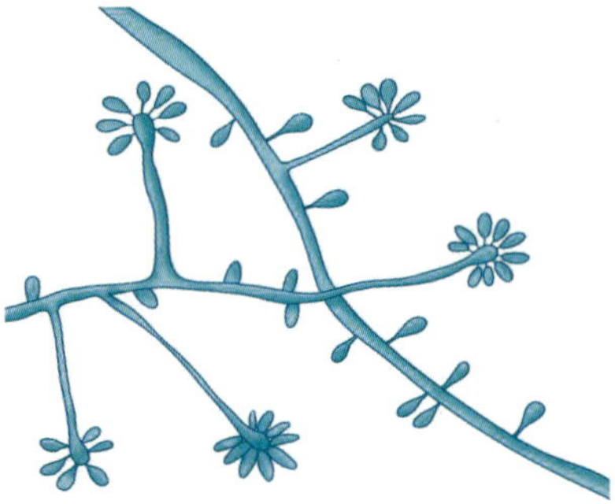
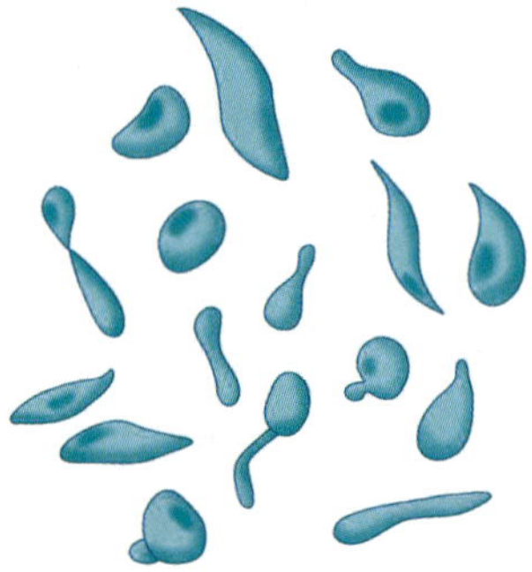

3) 페니실리움 마네피(Penicillium marneffei)

(1) 병원성: 면역기능이 저하된 환자에서 잘 감염이 일어나는 특성과 유행지역 여행 경험자에게 많이 발생하고 국소적 파종성 감염증이 때때로 나타나며 혈액, 점막, 림프절 등에 잘 감염된다.

(2) 성장속도: 대체로 성장이 빠른 특징이 있으며 효모형은 좀 느리게 성장하고 SDA 배지 배양에서는 온도 의존성 두형태성 특성이 잘 나타난다. Cycloheximide 항생제에 의해 성장이 억제되는 특성을 보인다.

(3) 집락의 모양: 온도 의존성 두형태 진균이며 SDA 배양에서 표면이 편평하고 황갈색을 띠고 차츰 집락의 중앙이 청색의 띠를 형성한다. PDA 배지에서 진한 적색 색소 관찰이 잘 된다.

(4) 현미경적 형태: 이 진균이 의심되면 슬라이드 배양을 하지 않는 것이 좋으며 일반적으로 30℃에 사상형, 37℃ 효모 모양의 특징을 잘 관찰할 수 있다. 25~30℃에서 배양하면 매끄러운 분생홀씨 자루 끝에 4~5개의 기저경자(metulae)를 갖고 각 기저병자에 4~5개의 소병자(phialide)를 갖는 특징적인 구조가 잘 나타난다.

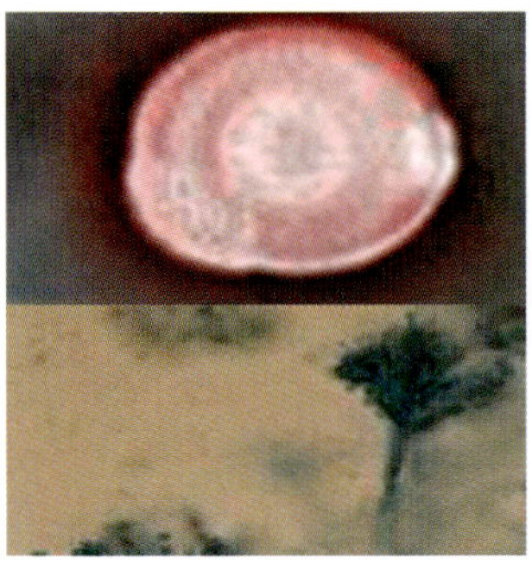
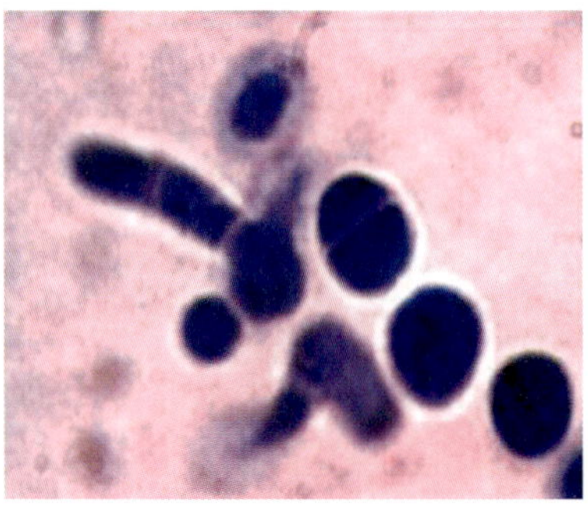
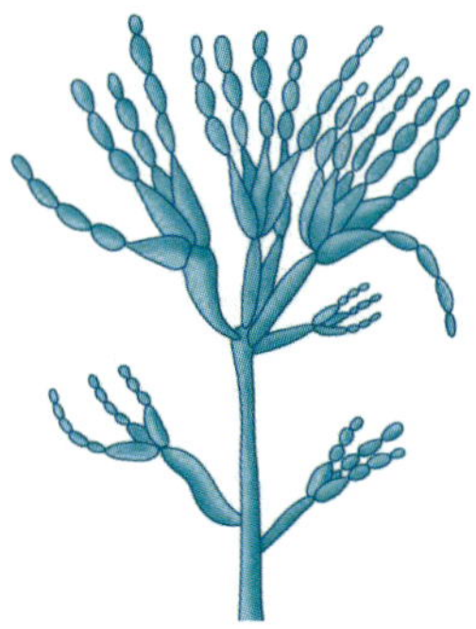
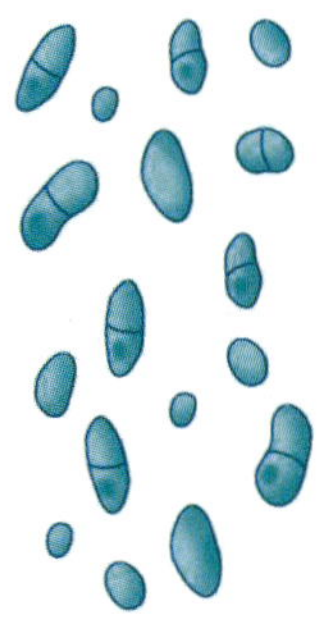

4) 브라스토 마이세스 더마티티스(Blastomyces dermatitidis)

(1) 병원성: 인체에 분아균증의 원인 진균으로 폐 감염이나 신체의 어느 부위에나 화농성 병변과 육아종성 병소를 잘 형성하며 만성 감염을 주로 유발시킨다.

(2) 성장속도: 균사체의 성장이 매우 느리며 사상형의 경우 10~15일 이상 걸리며 만약 분아균증(blastomycosis)이 의심되면 8주 이상 배양을 실시해야 한다.

(3) 집락의 모양: 두형태 곰팡이는 25~30℃ 배양에서 잘 자라며 처음은 효모형이었다가 나중에 사상형으로 변한다. 집락은 회색 공중 균사에 솜털형 집락을 잘 형성한다.

(4) 현미경적 형태

i) 분아균증이 의심되면 슬라이드 배양보다 Tube 배양이 적절하며. 25~30℃ 배양에서 짧은 격막균사와 긴 분생자병이 보이며 소분생자는 서양배 모양이다.

ii) BHI 증균배지에서는 효모 형태를 형성하며 분아 접촉면이 넓게 보이며 세포벽이 이중으로 나타난다.

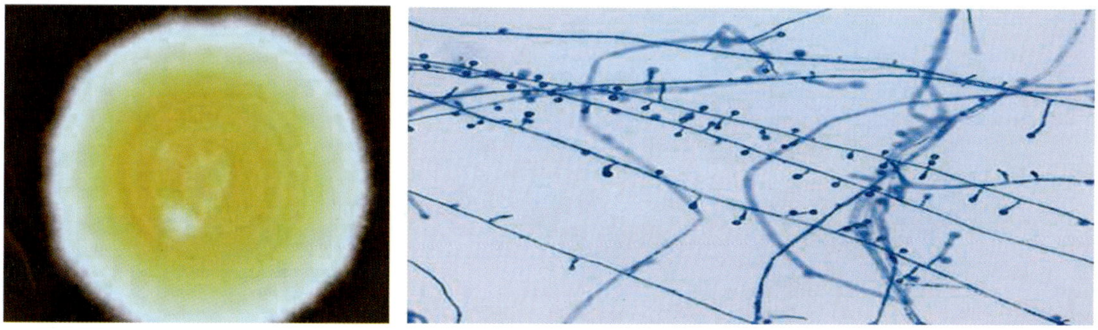

5) 히스토프라즈마 캡슐라튬(Histoplasma capsulatum)

(1) 병원성

i) 히스토플라스마증의 원인균이며 급성 폐질환을 잘 유발하며 사망률이 높은 병원성이 높은 진균이다.

ii) H. capsulatum은 두 종류의 변종이 있으며, var duboisii는 오직 열대 중앙아프리카에서만 유행하고, 감염조직 내에서 두꺼운 세포벽을 갖는 특징이 있다.

iii) 이 균은 조류나 박쥐의 분변에서 가장 흔하게 발견되며, 미국의 오하이오 주 및 미시시피강 계곡의 풍토병으로 알려져 있으며 세계의 온대와 열대 지역에서 많이 발생한다.

(2) 성장속도: 이 진균은 성장속도가 15~20일로 성장이 매우 천천히 발육되는 지연성 발육형 진균에 속하며 이 균은 임상 검체에서 잘 나타나지 않기 때문에 히스토플라스마증이라고 의심되면 검체를 즉시 인체 감염이 일어나지 않도록 처리를 해야 한다.

(3) 집락의 모양

i) 25~30℃ 배양에서 집락은 흰색에서 갈색이며 미세하고 조밀한 솜털 같은 집락이 형성된다.

ii) 사상형의 형태학적 특징은 증균 배지에서 잘 나타난다.

iii) 이 진균의 배양에서 cycloheximide을 첨가하면 성장이 억제된다.

(4) 현미경적 형태

i) 히스토플라스마증의 분리균은 슬라이드 배양을 가능한 하지 않고 습윤표본에서 특성을 잘 관찰하여야 한다.

ii) 25~30℃ 배양에서 격막 균사가 짧은 가지를 치며, 원형 모양의 돌기가 있는 2~5㎛ 정도의 작은 분생자가 다양한 모양으로 생성된다.

iii) 직경 10~15㎛ 정도의 짧은 원통형의 큰 분생자가 많이 형성된다.

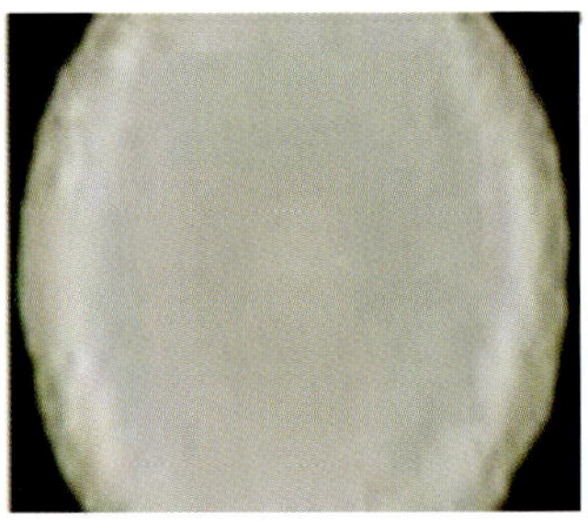

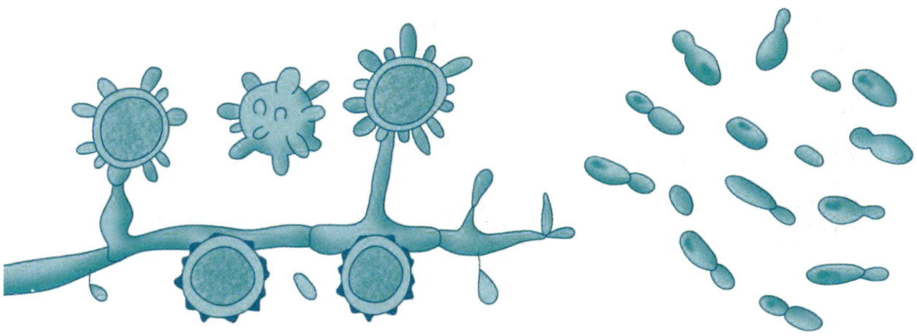

6) 콕시디오이데스 이미티스(Coccidioides immitis)

(1) 병원성: 피부나 관절, 점막피부 등에 콕시디오이데스증을 유발하며 가끔 치명적 증상으로 발전될 수 있으며 미국과 중남미 등에 지역 풍토병으로 많이 알려져 있다.

(2) 성장속도: 분생자 생성은 약 15일 이상 걸리며 완전 성장은 약 7일정도이다.

(3) 집락의 모양: 집락의 모양이 다변화적인 모습을 보이며 SDA 배지에는 솜털형 공중 균사를 잘 형성하고 37~40℃에서 둥근 모양의 테두리를 형성하면서 성장한다.

(4) 현미경적 형태: 미성숙 상태는 5㎛ 이하의 구상체를 형성하며 성숙되면 100㎛ 이상으로 성장된다. 구상체의 인지질 함유 때문에 GMS 염색에서는 다양한 반응이 나타나며 PAS 염색은 음성이다. H&E 염색에는 깡통모양 등 다양한 형태가 관찰된다.

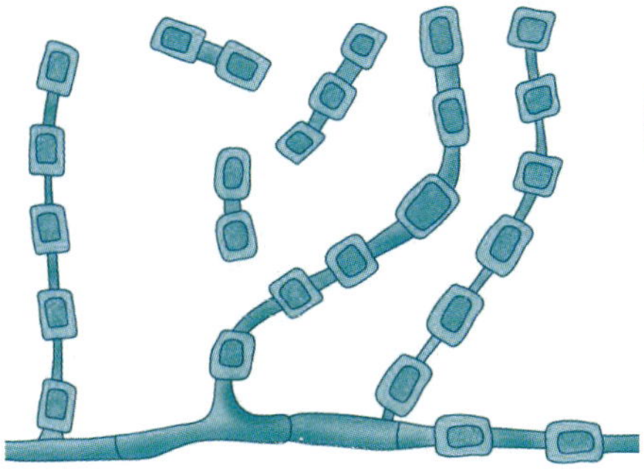
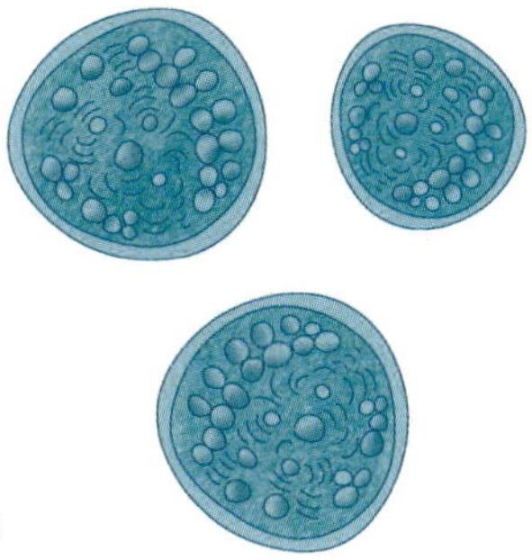
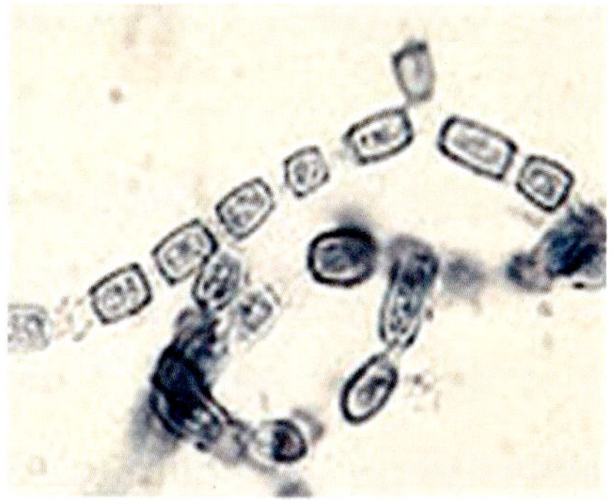

제11장 인체에 중요한 질병을 유발하는 진균

1. 아스페르길루스증(aspergillosis)

1) 병원체: Aspergillus 균속의 fumigatus, flavus, niger가 주로 원인체로 작용한다.
2) 감염부위: 피부나 얼굴, 호흡기 등의 신체의 다양한 부위에 아스페르길루스증을 유발된다.
3) 조직반응: 급성 피부염증 반응과 혈관에 침투하여 혈전증이나 폐진균증을 일으킨다.
4) 병원체의 형태와 병원균: 병원체는 아스페르길루스종에 따라 다양한 특징으로 나타나며 A. fumigatus가 가장 많은 인체 감염의 원인체로 작용한다. A. terreus는 생체에서 침투성 감염이 진행되는 동안 균사를 따라 분생홀씨를 형성하는 독특한 형태를 가지며 만약 옥살산 칼슘 결정체가 존재한다면 A. niger 감염을 추측할 수 있다. niger는 많은 양의 옥살산 칼슘을 생산하는 진균으로 알려져 있다.

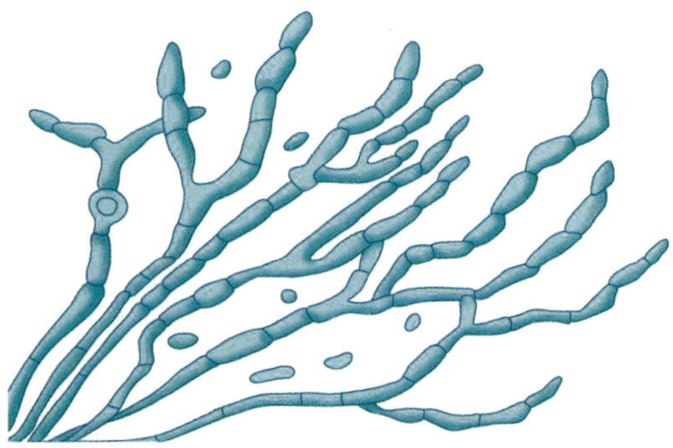

2. 어루러기(tinea versicolor)

1) 병원체: 여러 종의 진균이 인체 어루러기의 원인성 진균이 되나 그 중에서 특히 Malasserzia. furfur 및 Malasserzia Spp.가 가장 중요하고 많이 피부 어루러기를 형성한다.
2) 감염부위: 피부의 가장 외층인 각질층에 잘 침범하며 피부의 외층에 각화 현상이 가장 많이 나타난다.
3) 병원체의 형태: 격막이 있는 균사체가 특징이며 둥근형의 사슬형 진균 균사체가 검체에서 특징적으로 보이며 M. furfur는 오일을 첨가하면 배양이 잘 되는 특징이 있다.

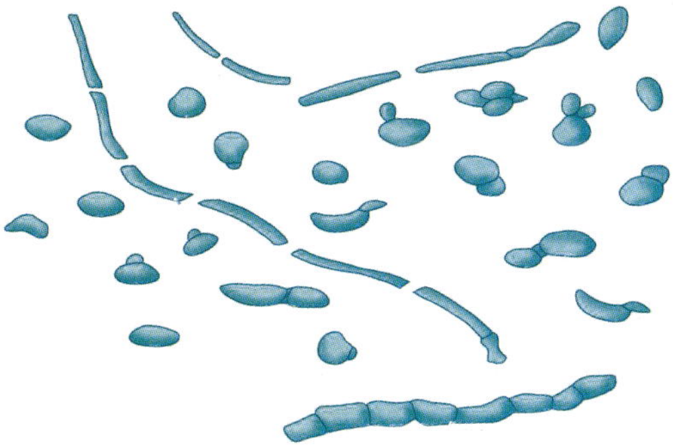

3. 노카르디아증(nocardiosis)

1) 병원체: Nocardia spp 속의 여러 종이 인체 병원체로 작용된다.
2) 감염부위: 피부와 신경계 등 전신의 다양한 부위에서 노카르다증을 일으킨다.
3) 병소반응: 일반적으로 화농성 병소와 유사성을 보이며 간혹 조직의 괴사도 일으킨다.
4) 병원체의 형태: 병원체는 사상형의 작은 균사처럼 보이며 균사체는 긴간균 모양과 한자글씨 등 다양한 형태로 보인다.

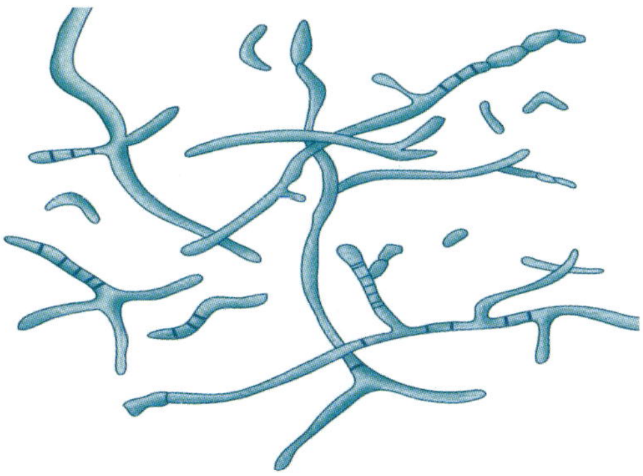

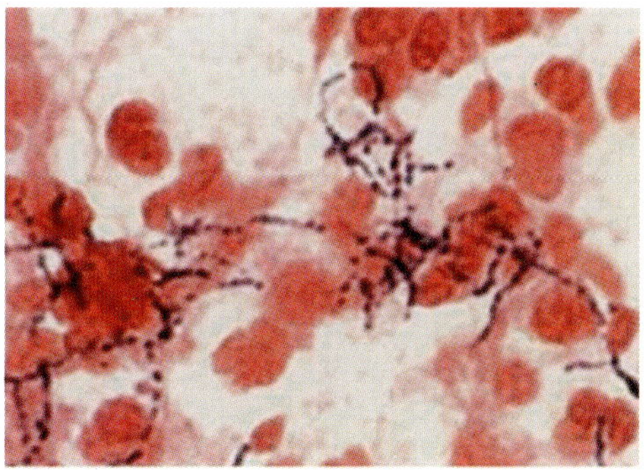

4. 방선균증(actinomycosis)

1) 병원체: 사람이나 동물에 방선균증을 유발하며 주로 토양에 균사체나 포자체가 오염되어 인체에 감염되며 세균의 특성도 가진다.
2) 감염부위: 인체 전신의 다양한 부위에 방선균증을 잘 유발된다.
3) 병소반응: 방선균에 의해 전형적인 화농성 농양 병변이 많이 형성된다.

4) 병원체의 모양: 진균이 방사선 모양으로 보이며 증상은 고름을 많이 형성하는 전형적인 세균성 농양처럼 나타나는 세균의 특성 때문에 그람 염색에서 양성반응이 나타난다.

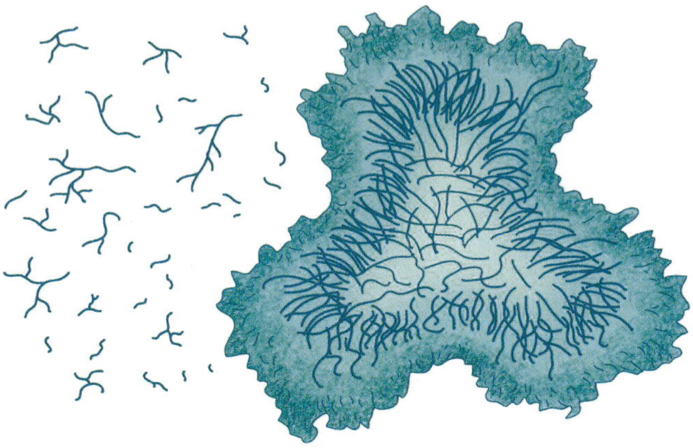

5. 접합균증(zygomycosis)

1) 병원체: 털곰팡이 속의 여러 종이 인체 병원체로 작용된다.
2) 감염부위: 눈, 뇌, 피부, 점막피부 등 전신의 다양한 장기에 접합균의 감염이 잘 일어난다.
3) 조직반응: 화농성 접합진균류는 조직에 화농성 염증과 육아종을 잘 유발하고 혈관에 침범하여 혈전증과 혈관경색증을 자주 일으킨다.
4) 병원체의 형태: 균사체에 격막이 없으며 세포벽이 스펀지처럼 보이며 균사가 꼬이거나 접힌 모양의 특징적 균사체가 나타난다.

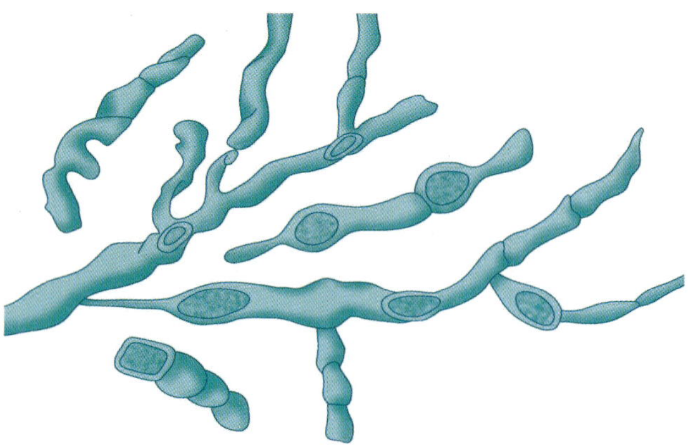

6. 흑색 백선(tinea nigra)

1) 병원체: 흑색 백선의 원인성 진균으로 Hortaea werneckii가 주로 병원체로 작용한다.
2) 감염부위: 인체의 손바닥, 발바닥 등의 피부 표피층에 검은 진균성 병변이 잘 발생된다.
3) 조직반응: 표피에 검은색은 조직이 이상증식이 나타나며 피부는 각화증을 보인다.
4) 병원체의 형태: 균사체가 길게 뻗어 있고 어두운 색소를 가진 균사체가 여러 가지의 모양을 형성하여 증식되고 H&E 염색을 하면 잘 볼 수 있다.

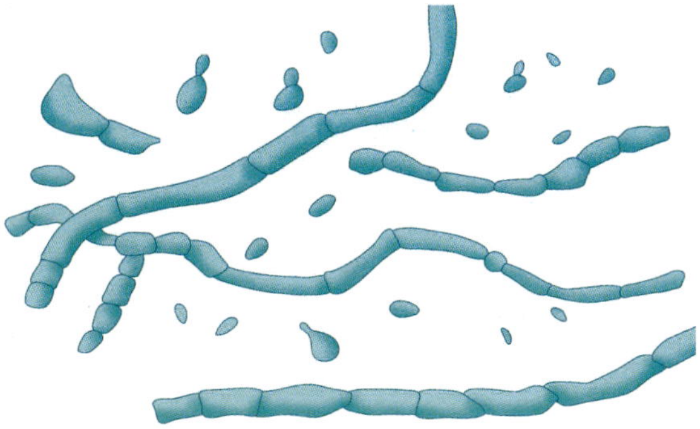

7. 피부사상균증(dermatophytosis)

1) 병원체: 피부 사상진균속의 여러 종이 인체 감염의 병원체로 작용한다.
2) 감염부위: 피부, 점막피부, 손·발톱, 두피 등 전신의 다양한 부위에 감염성 질환을 유발한다.
3) 조직반응: 일반적으로 조직의 육아종이나 각질화, 비후증, 해면화 등 다양한 형태의 반응을 보인다.
4) 병원체의 형태: 무색 격막균사와 사슬형 포자가 특징이며 포자의 형성 형태에 따라 종의 감별에 도움이 된다.

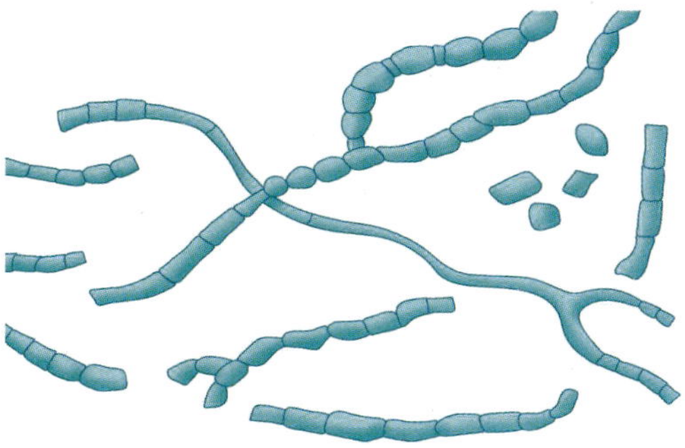

8. 칸디다증(candidiasis, candidosis)

1) 병원체: 인체 칸디다증을 일으키는 병원체는 Candida 속의 albicans, glabrata, parapsilosis, tropicalis 등 여러 가지가 있으나 그 중에 C. albicans가 가장 많이 칸디다증을 유발한다.
2) 감염부위: 혈액, 피부, 점액피부, 구강, 생식기 등 인체의 다양한 부위에 감염을 일으킨다.
3) 조직반응: 전신 감염 시 일반적으로 조직에 화농성 염증반응이 나타나며 주위에 대식세포나 다핵세포 등이 증가하며 농을 잘 형성한다.
4) 병원체의 형태: 원형 또는 타원형 효모세포가 단독 또는 집단적 사슬을 이룬다.

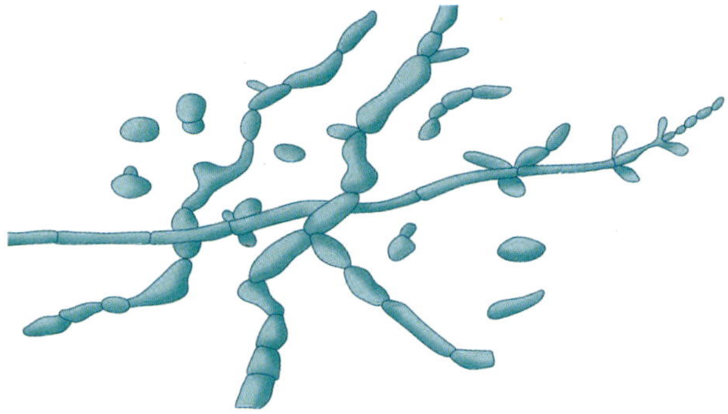

9. 히스토플라스마증(histoplasmosis)

1) 병원체: 히스토플라스마증의 원인체는 Histoplasma capsulatum이 대부분이다.
2) 감염부위: 폐, 혈액, 골수 등 다양한 조직이나 장기에 깊은 진균 감염증을 보인다.
3) 조직반응: 급성 감염된 조직에 효모세포가 많이 차 있고 대식세포와 거대세포 등이 많이 밀집되어 나타난다.
4) 병원체의 형태: 효모세포는 난원형으로 주로 3~5㎛이며 Wright 염색에서 세포질이 주로 청색으로 진하게 염색된다.

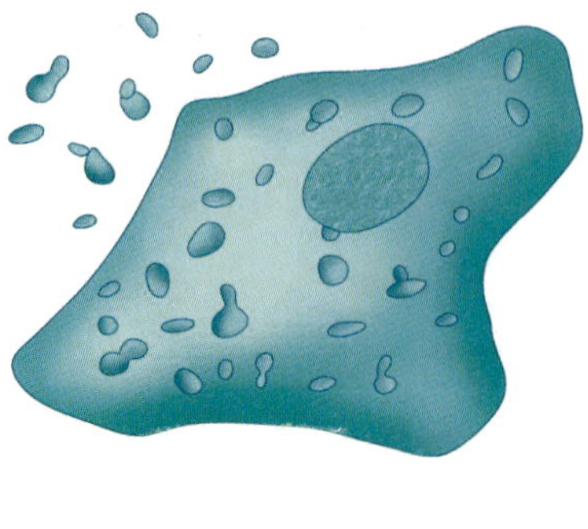

10. 크립토콕쿠스증(cryptococcosis)

1) 병원체: 크립토콕쿠스증을 일으키는 병원체는 Cryptococcus neoformans 및 gattii가 있는데 neoformans가 더 많이 질병을 일으킨다.
2) 감염부위: 폐, 뇌막, 척수, 피부, 점막피부 등에 중증 감염을 유발하며 특히 뇌수막염 발생시 인체에 치명적이다.
3) 조직반응: 면역력 저하 환자에게 잘 침범하며 혈액을 통하여 뇌척수에 침범하여 뇌척수계 심한 염증성 질환이 유발된다.
4) 병원체의 형태: 효모세포는 다양한 모양으로 보이며 타원형과 원형으로 주로 나타나는데 검체를 도말해서 india ink법으로 염색하여 보면 두꺼운 협막이 특징적으로 보이게 된다.

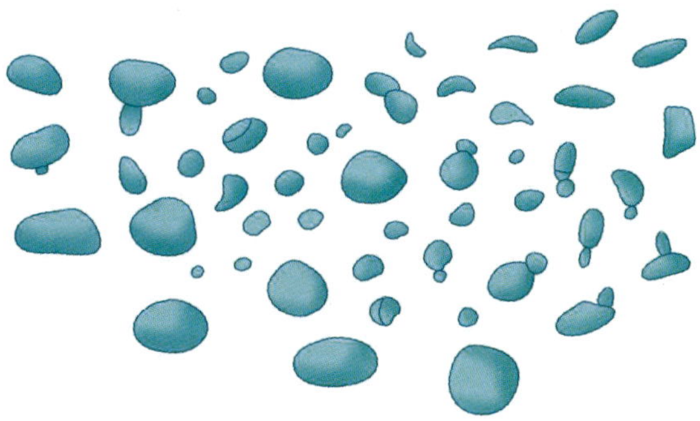

11. 파라콕시디오이드진균증(paracoccidioidomycosis)

1) 병원체: 파라옥시디오이드 진균증의 원인 병원체는 대부분 Paracoccidioides brasiliensis이다.
2) 감염부위: 폐, 피부, 점막층 인체의 장기 등 다양하며 대부분 조직의 깊은 층까지 감염시킨다.
3) 조직반응: 파라옥시디오이드 진균에 감염되면 조직에 화농성 병변과 육아종이 형성되며 염증성 반응이 일반적으로 나타난다.
4) 병원체의 형태: 효모세포는 대부분 큰 원형 덩어리가 형성되고 그 주위에 작은 세포가 많이 붙어 있는 특이적 형태가 보인다.

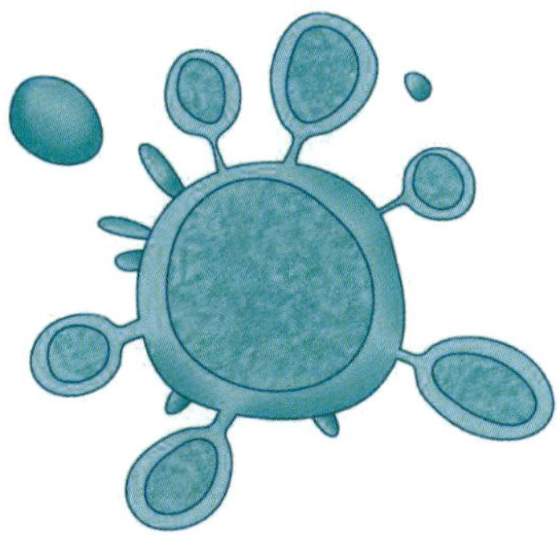

제2부

핵심 바이러스학

제1장 바이러스

1. 바이러스의 기원

1) 1892년 러시아 Iwanowsky가 담배모자이크 병을 원인을 찾던 중 세균 여과기를 통과하는 바이러스의 존재를 처음 알게 되었다. 그 후 1935년 스탠리가 TMV(담배모자이크 바이러스)의 결정체를 추출하는데 성공했다.
2) 1902년 Walter Reed는 황열 병원체가 세균이 아닌 모기가 흡혈할 때 바이러스를 옮기는 것을 확인하였다.
3) 1911년 Rous는 병아리에서 발생한 종양 바이러스가 다른 개체에 암을 일으킨다는 것을 증명하였다.
4) 1933년 영국의 W. smith 등은 독감의 원인체가 바이러스라고 하고 이것을 Influenza virus라고 명명하였다.
5) 1970년 Temin은 바이러스의 균체에 대한 분석으로 분자생물학 발전에 기여했다.
6) 1983년에 virus의 중합효소를 이용한 분자생물학적 검사방법을 개발함으로써 진단이 어려운 바이러스를 정확하고 쉽게 검사가 가능해졌다.

2. 바이러스의 특성

1) 바이러스의 구조

(1) 크기는 20~400㎚로, 세균보다 작아 세균여과기를 통과할 수 있다.
(2) 핵산(DNA나 RNA)과 이를 둘러싸고 있는 단백질로 구성되고, 세포막이나 핵 등의 세포 소기관은 없으며, 일정한 세포의 구조를 갖추고 있지 않다.
핵산은 DNA나 RNA 중 한 종류만을 가짐. 인공배지에서 배양할 수 없다.

2) 바이러스의 특성: 바이러스는 생물과 무생물의 특성을 모두 가진다.

(1) 생물학적 특성: 핵산을 가지고 있고, 살아있는 숙주세포 내에서 물질대사 및 자기증식이 가능하며, 돌연변이가 일어나기도 한다.
자기복제 능력이 있고, 독감에 새로운 형이 나타난다.

(2) 무생물학적 특성: 세포구조를 이루고 있지 않고, 효소계가 없어 생물체 밖에서는 자기 증식이 불가능하며, 결정체로 존재한다.
조절 물질이 없다(활물기생을 한다).

바이러스 복제증식

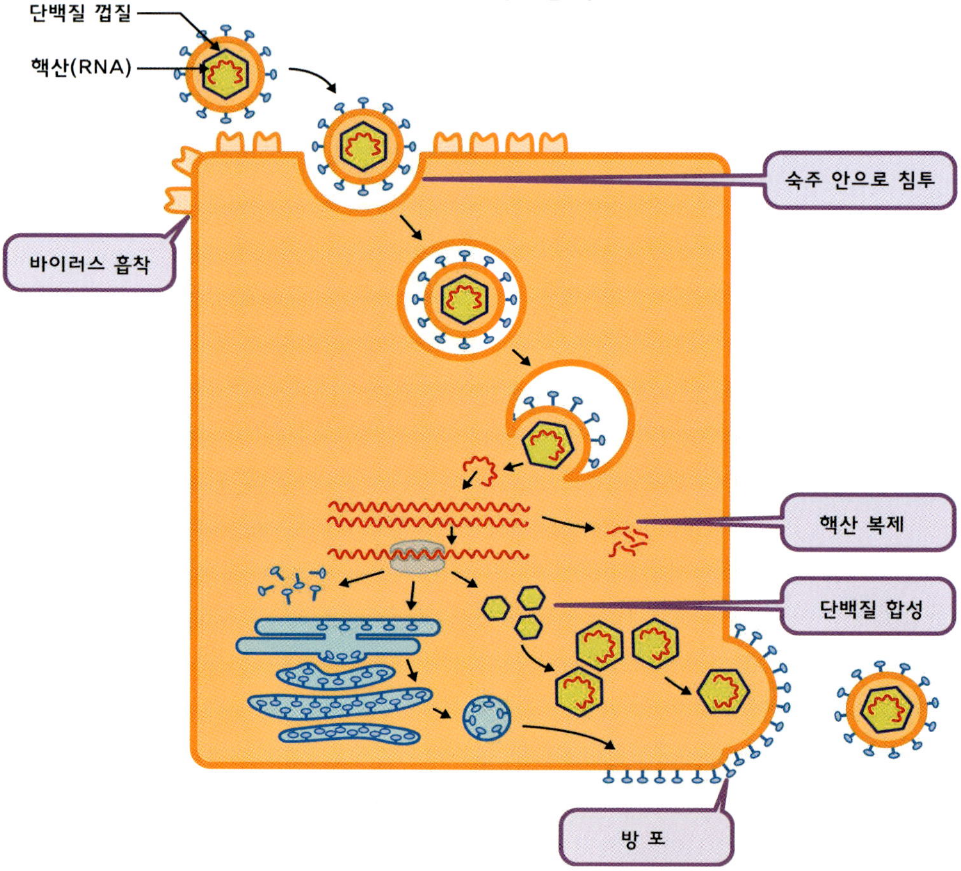

바이러스	공통점	세균
• 세균의 50~100분의 1 크기 • 핵산(DNA 혹은 RNA)과 단백질로 이루어져 있다. • 숙주 없이는 증식할 수 없다. • 변이 속도가 빨라 항바이러스제 개발이 어렵다.	• 병원체이다. • 유전 물질을 가지고 있다.	• 0.5 μm~0.5 mm로 바이러스 보다 크다. • 핵산(DNA), 인지질, 단단한 세포 벽으로 이루어져 있다. • 숙주 없이도 증식할 수 있다. • 항생제 개발이 비교적 용이하다.

구성	Bacteria	Mycoplasma	Rickettsia	Chlamydia	Virus
광학현미경 관찰	+	-	+	+	-
항생물질 감수성	+	+	+	+	-
인공배지 발육	+	+	-	-	-
세포내 기생양상	통성기생	통성기생	편성기생	편성기생	편성기생
세포벽	+	-	+	+	-
곤충 매개	-	-	+	-	
이분열증식	+	+	+	+	-
핵산	DNA와 RNA	DNA와 RNA	DNA와 RNA	DNA와 RNA	DNA나 RNA 중 한 가지만 가짐
리보솜	+	+	+	+	-
인터페론 감수성	-	-	-	-	+

3) 바이러스의 형태 및 구조

(1) 일반적 바이러스의 크기: 20~300nm(세균의 $\frac{1}{10}$ ~ $\frac{1}{100}$ 크기)

▷ 두창 바이러스: 직경이 300~400nm(바이러스 중 가장 큼)

▷ 폴리오 바이러스: 직경이 20~30nm

(2) 바이러스입자의 기본

① 비리온(virion)

- 바이러스 입자를 말하며 증식이 정지된 상태에 있으면서도 감염력이 있는 바이러스 입자로 숙주세포 밖으로 방출된 상태로 증식할 수는 없지만 감염능이 있는 상태의 바이러스 입자다.

② 구상바이러스

- 동물 바이러스는 대부분 정20면체구상이다.

③ 나선형(간상) 바이러스

④ 숙주의 종류에 따라

(ㄱ) 동물성 바이러스: 인플루엔자 바이러스, 소아마비 바이러스, 에이즈 바이러스 (HIV) 등

(ㄴ) 식물성 바이러스: 담배 모자이크 바이러스 등

㈂ 세균성 바이러스: 박테리오파아지(Bacteriophages) - 세균에 기생해서 감염을 일으켜 세균을 용해시키는 바이러스를 박테리오파아지라고 한다(bacterial virus). 박테리아를 숙주로 하는 바이러스다. 대장균이 들어있는 배지에 넣으면 대장균을 이용하여 증식한다. 핵산을 RNA 또는 DNA의 어느 한 쪽만 가지고 있다.

4) 바이러스의 물리 화학적 특성

(1) 핵산(nucleic acid): 모든 바이러스는 한 종류의 핵산만 가진다.

① 핵산의 가닥도(strandedness)

- 일반적으로 모든 생명체의 DNA는 이중가닥(double stranded)이다.
- DNA바이러스는 단일가닥(single stranded)의 DNA를 갖고 있는 바이러스도 존재한다(parvoviridae).
- RNA의 경우도 거의 모든 생명체가 단일가닥인데, RNA바이러스 중 이중가닥 RNA를 갖고 있는 바이러스도 있다(Reoviridae).

② 핵산의 배위(configuration)

- 선상(linear), 환상(circular), 분절상(segmented 또는 supercoiled) 3가지 배위로 나닌다.

3. 바이러스의 구조

1) 기본 용어

(1) core: 핵산을 둘러싸고 있는 중심 핵소체

(2) capsomere: 단백외각단위(캡시드 구성단위)

(3) nucleocapside: 핵산과 단백외막

(4) envelope: capside를 싸고 있는 막(지질성분의 구조물)

(5) spike: 당 단백으로 구성된 당단백 구조체

(6) Peplomer: spike의 또 다른 명칭(spike에 있는 효소)

- Neuraminadase: 수용체의 세포벽의 파괴효소(Rbc 응집을 저지하는 효소)
- Hemagglutinin: 적혈구 응집을 촉진하는 효소

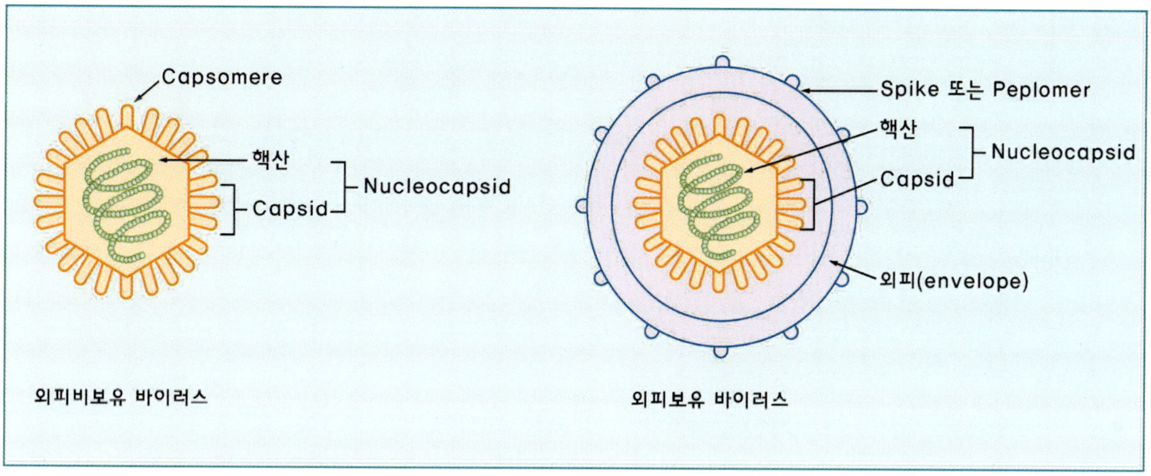

2) 바이러스입자의 구조 및 화학성분

(1) 기본구조

입자의 핵심부(core)에 DNA 또는 RNA로 구성된 핵산과 그 주위를 단백질로 구성된 캡시드(capsid)가 둘러싸고 있는 입체 구조이다.

핵산 + 캡시드 ⇒ 뉴클레오캡시드(nucleocapsid)

(2) 외피 보유 바이러스(enveloped virus): 지질로 된 막형태의 외피가 둘러싸고 있는 형태

(3) 외피 비보유 바이러스(non-enveloped virus): 노출 바이러스

(4) 캡시드(capsid)

① 핵산을 둘러싸고 있는 단백질 외각이다.

② 더 복잡한 형태학적 소단위 구조를 capsomere라고 한다.

③ 캡시드의 중요한 기능

㈀ 외부 환경으로부터 핵산을 보호한다.

㈁ 핵산을 숙주 세포에 침투시킨다.

㈂ 숙주 세포 흡착기능을 가진다.

④ 단백질은 자기 복제에 필요한 효소 형태로 일부 존재

3) 바이러스입자의 형태

(1) 입방 대칭형(cubic symmetry) 또는 정20면체 대칭형

- 구형 대칭을 나타내는 바이러스입자의 입체 구조는 정20면체
- 정삼각형 20개가 면으로 배열, 12개의 꼭짓점을 가지며 대칭면은 3가지로 나타남
- 정삼각형 각 면은 형태학적 소단위인 캡소머로 구성
- 전형적인 구형대칭을 보이는 바이러스

  아데노바이러스(adenovirus)

  단순포진바이러스(herpes simplex virus)
- 정점의 캡소미어는 protomer라고 하는 단량체 5개로 구성된 5단체 결합물(pentamer)이거나 6개로 구성된 6단체 결합물(hexamer)이며 축구공이나 퓰러의 돔(Fuller's dome)과 비슷한 모습

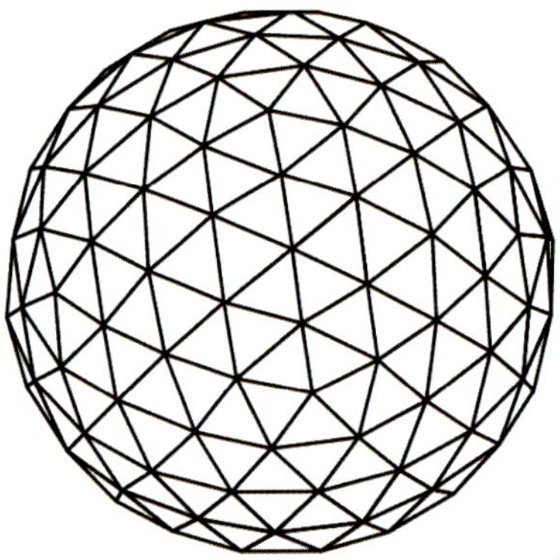

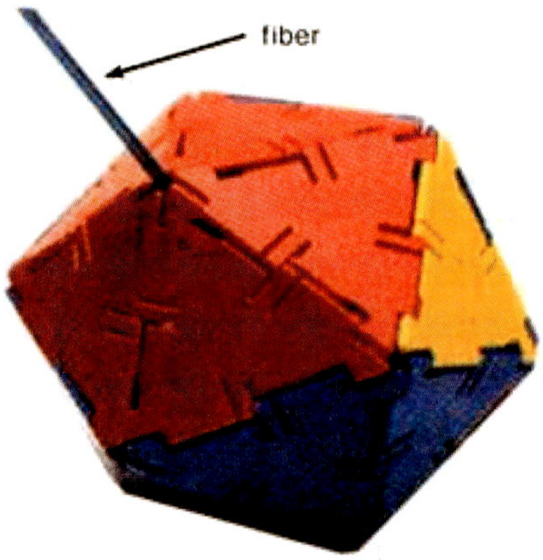

(2) 나선 대칭형(helical symmetry)

- 핵산과 캡시드는 나선형으로 꼬여 있다.

  캡시드는 한 종류의 단백질 소단위인 protomer의 일정 수가 상호 결합하여 구성
- 나선 직경 ⇒ 크기와 모양 등에 따라 각기 다르게 나타난다.
- 나선 길이 ⇒ 핵산 길이에 따라 결정
- 나선형 구조는 상당한 유연성을 갖고 있다(구형대칭 구조는 견고함).

  (유연성 ⇒ 바이러스 형태에 다형태성을 부여하고 바이러스 변이에도 깊은 관련)

- 전형적인 나선 대칭바이러스

  식물바이러스인 담배모자이크바이러스(TMV)

  인체 병원성 바이러스는 Paramyxovirus, Orthomyxovirus, Filovirus, Bunyavirus, Arenavirus, Rhabdovirus 등

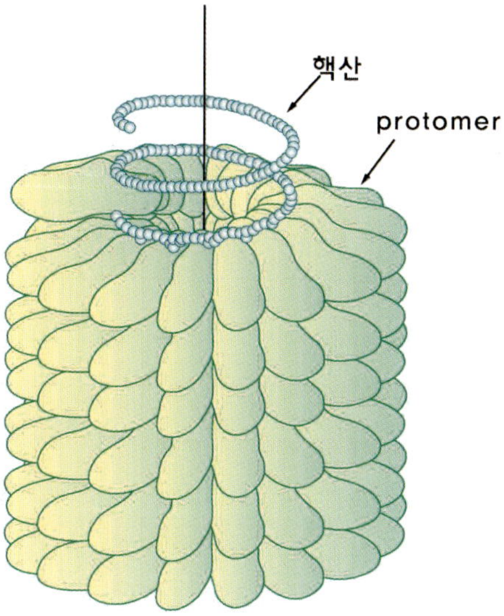

[TMV의 구조]

단백질로 둘러싸여 있고 중앙은 비어있다.

(3) 복합형 구조(complex structure)

- 뉴클레오캡시드의 구조가 뭐라고 규정하기 어려운 복합 구조로써 표면에 벽돌모양을 하고 내부에는 기능이 미지인 lateral body가 2개 있다.
- 전형적인 복합형 바이러스: Poxvirus, Coronavirus, Retrovirus, Arenavirus 등

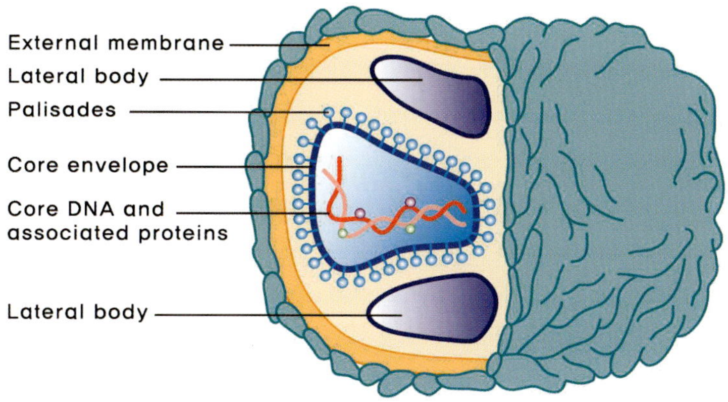

4) 외피(envelope)

(1) 외피는 바이러스가 증식했던 숙주세포의 세포막, 핵막에서 유래

(2) 간혹 외피의 표면에 스파이크(spike) 모양의 돌출물을 볼 수 있는데 이들을 페플로머(peplomer)라고 부름

(3) 외피는 주성분이 지질로 열, 세정제 특히 알코올이나 에테르 같은 유기용매에 매우 민감(유기용매에 용해되는 성질을 갖는다.)

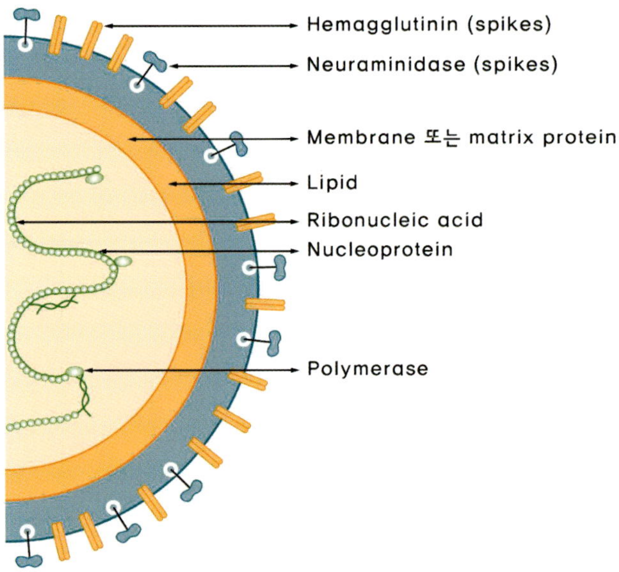

[외피보유 바이러스]

(예 : 인플루엔자 바이러스)

4. 유사(virus-like) 또는 비정형 바이러스(atypical viruses)

1) 결손바이러스(defective virus 또는 incomplete viruses)

(1) 바이러스 유전체 중 자기복제에 관계되는 유전자가 한 개 이상 결핍되면 스스로 복제할 수 없고, 도움 바이러스가 있어야 한다.

(2) adeno-associated virus와 HDV가 있는데 이들의 도움바이러스는 각각 adenovirus와 hepatitis B virus로 함께 존재할 때만 복제가 가능, 이때 adenovirus와 hepatitis B virus를 helper virus라고 한다.

(3) 유전자 중 일부 뉴클레오티드가 복제과정 중 자연적 또는 인위적으로 탈락(deletion)되어 만들어진 일종의 돌연변이 바이러스(deletion mutants)의 유형이 있다.

(4) defective interfering particle(DIP) : 동종의 완벽한 바이러스의 증식을 억제하는 현상을 나타내고, 그 역할을 할 수 있는 결손 바이러스의 유형이 있다.

2) 가성비리온(pseudovirion)

(1) 핵산 일부가 탈락되는 것이 아닌 복제과정 중 숙주 세포의 핵산이 바이러스의 캡시드 내로 들어가 조립된 바이러스입자이다.

(2) 이들 입자는 증식이 불가능한 입자이다.

3) 비로이드(viroid)

(1) 1971년 Theodor O. Diener가 발견하고, 단백질외각 없이 핵산으로만 구성된 비정형 바이러스

(2) 알려진 비로이드는 전부 RNA 비로이드이며 고등식물(감자, 토마토 등)에서만 질병을 유발하고 그 기전은 밝혀지지 않았고, 동물에 질병을 일으키는 비로이드는 알려져 있지 않다.

(3) 크기는 가장 작은 바이러스의 약 1/1,000 정도, 분자량 역시 10^5 dalton에 불과하다.

4) 프리온(prion)

(1) 1984년 Stanley Prusiner에 의해 알려졌다.

(2) 사람과 동물에 질병을 유발할 가능성이 있고 증식성이 있는 단백질 입자로 보고 있다.

(3) 동물과 사람의 질병에서 신경계 전염성 질환으로 오랜 시간 매우 느리게 증식한다.

(4) 양(sheep)의 스크래피(scrapie), New Guinea 원주민에게서 나타나는 kuru, Creutzfeldt-Jakob disease(CJD) 등이다.

(5) 인간광우병도 스크래피에 감염되어 죽은 양을 가지고 만든 사료를 통하여 감염 추측

(6) 소에 감염된 광우병의 원인 프리온이 사람에게도 전염된다는 확증은 없고 사람에게 발생하는 프리온 질병도 사람에게 오랜 시간 동안 계속 적응해 온 프리온으로 추정된다.

(7) 다른 단백질과는 다르게 열에 저항성이 강하고 방사선이나 여러 화학물질에 대한 저항성도 매우 강한 것으로 알려져 있다.

(8) 효과적인 불활성화처리는 고압증기멸균이나 차아염소산나트륨(sodium hypochlorite)으로 처리한다.

5. 바이러스의 분류

1) 발생부위별 임상적 분류

(1) 전신 감염증: 두창, 홍역, 풍진, 수두, 대상포진, 황열, 뎅귀열

(2) 중추신경계감염: 폴리오, 광견병, 일본뇌염

(3) 호흡기감염: 인플루엔자, 파라인플루엔자, 코로나, 라이노

(4) 소화기감염: 폴리오, 에코, 콕사기, 레오

(5) 피부, 점막감염: 단순 헤르페스, 전염성연속종, 엔테로 71형

(6) 안감염증: 아데노, 단순 헤르페스, 엔테로 70형

(7) 간 감염증: 간염바이러스

(8) 타액선감염: 멈퍼스, 사이토 메갈로

(9) 성 접촉: 단순헤르페스, AIDS

2) 감염을 일으키는 표적장기 또는 친화성을 가지는 조직에 따라서 분류

한 종류의 바이러스가 여러 가지 질병의 원인이다.

동일한 임상 증후군에도 여러 가지 서로 다른 바이러스가 원인이 될 수 있다.

분류	침투 조직	연관 질환
호흡기 친화성	호흡기계	Influenza, respiratory syncytial disease, adnovirus disease, rhinovirus infection
피부 친화성	피부, 피하조직	Chickenpox, herpes simplex, measles, mumps, smallpox, molluscum contagiosum, rubella
내장 친화성	혈액, 내장장기	Yellow fever, dengue fever, infectious mononucleosis, cytomegalovirus disease, viral fever, Marburg disease, viral gastroenteritis, hepatitis A, hepatitis B, AIDS
신경 친화성	중추신경계	Rabies, lymphocytic choriomeningitis, polio, slow virus disease, arboviral encephalitis

6. 바이러스의 증식(감염회로)

▷ 세포밖: 바이러스 입자로 존재(불활성)한다.

▷ 숙주세포내: 핵산이 노출되어 정보가 전달되어 자기 복제를 한다.

▷ 바이러스의 증식 순서: 흡착 - 침입 - 탈외피 - 전사 - 조립 - 방출

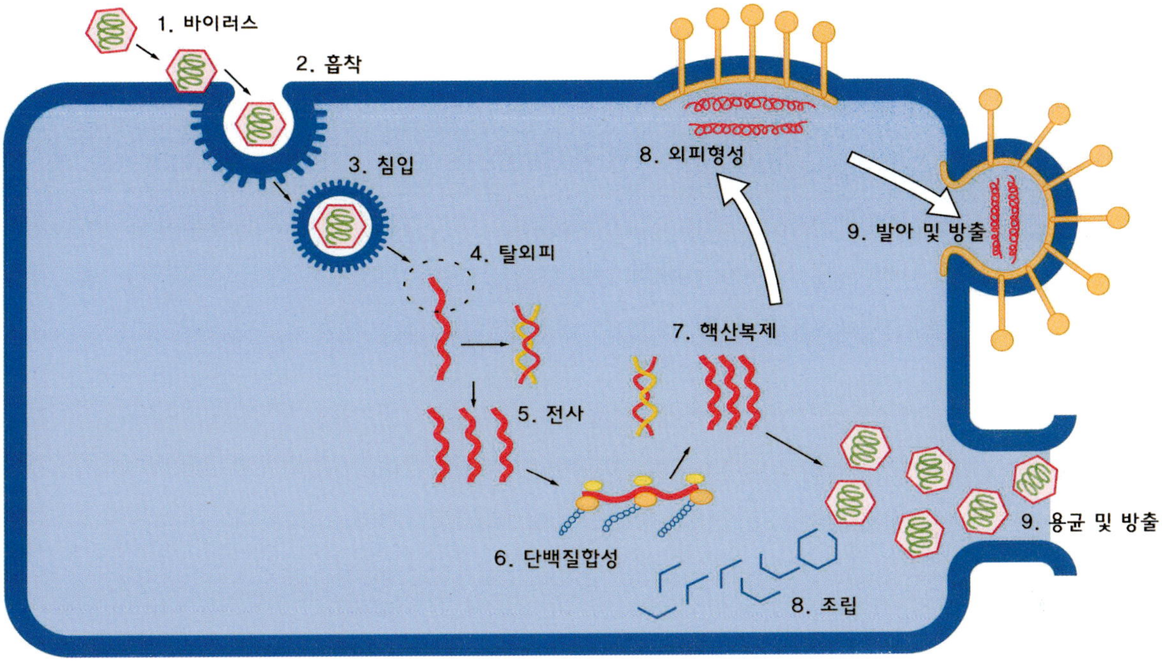

1) 바이러스의 증식 순서

(1) 흡착(adsorption)

① 물리적 운동(브라운 운동, 정전기적 이온 결합 현상에 의해 흡착)

② 바이러스입자의 흡착부위와 세포표면에 바이러스의 특이 수용체가 존재하여 상호 결합하고 수용체가 없으면 흡착이 잘 안 된다.

③ 흡착부위는 외피 보유 바이러스는 외피에 존재하고, 외피 비보유 바이러스는 캡시드에 존재하며, 특정 장기 친화성은 특정 장기 조직에 바이러스가 선택적으로 침입한다.

④ 대부분 바이러스는 외부 피부 상피세포는 스스로는 침범하지 못한다.

(2) 침입(Penetration)

■ 침입방법

▷ 바이러스입자가 세포막을 통과하는 방법은 세포내 침입(endocytosis), 외막 융합(envelope fusion)으로 구분

▷ 세포내 침입: 세포막이 바이러스 입자를 대부분 탐식하여 공포를 형성하여 세포질 내에 침입

▷ 외막 융합: 바이러스의 외막과 세포의 원형질막이 서로 융합하여 바이러스에 있는 capsid가 세포내로 들어가는 것으로 추정

(3) 탈외각(Uncoating) = 탈외피

▷ 많은 바이러스가 세포에 있는 단백분해효소의 작용을 받아 협막단백질이 분해되어 바이러스핵산이 노출되면서 증식이 개시된다.

▷ 세포내에 침입한 바이러스는 1시간 이내에 Capside로부터 유리된다.

(4) 전사(transcription)와 번역(translation)

▷ 숙주 세포에 침입한 바이러스는 스스로 DNA나 RNA를 복제하여 증식한다.

▷ 전사(transcription): DNA에서 RNA가 만들어지는 과정

▷ 번역(translation): RNA로부터 단백질이 만들어지는 과정

(5) 방출(release)

▷ 세포 내의 특정부위에 축적된 바이러스는 증식을 통하여 세포의 붕괴로 세포 외막을 통하여 방출되어 다른 세포로 또 침입한다.

▷ 외피보유 바이러스는 출아형 방출이고 외피비보유 바이러스는 파열형 방출로 알려져 있다.

2) 바이러스의 증식 곡선

(1) 바이러스가 세포에 침입되어 증식 시간은 수 분에서 수 시간까지 다양하다.

(2) 대부분 초기는 증식곡선이 뚝 떨어지는 현상이 나타났다가 다시 증가하는 곡선을 보인다.

(3) 바이러스가 세포에서 전사·복재하는 시기를 암흑기(eclipse Period)이고, 방출 전까지를 잠복기(latent Period)라 한다.

7. 인터페론(interferon) = IFN

▷ 1957년 영국의 Isaacs과 Lindenman이 발견

▷ 바이러스 감염으로 T-림프구에서 인터페론 생성

▷ 정상세포에 들어가 바이러스의 증식, 억제하는 물질

▷ 알파, 베타는 바이러스 감염에 의해 유발

▷ 알파, 베타, 감마로 분류(α-IFN: 백혈구가 생산, β-IFN: 섬유아세포가 생산, γ-IFN: 림프구가 주로 생산(T-림프구))

▷ 바이러스 증식, 억제하는 단백질류의 물질이다.

▷ 바이러스를 불활성화하나 세포에는 독성이 없다.

▷ interferon을 생성한 동종 세포에서만 유효(사람에서 발생 - 사람)

▷ 감염 초기에 증식을 억제 작용

▷ 임상적 인터페론의 적용

① 인터페론은 바이러스에 노출되기 전 또는 임상적으로 증상이 나타나기 전에 인터페론을 다량 투여하여야 하기 때문에 적용하기에는 비현실적 측면이 있다.

② 심한 바이러스 질환(광견병, 유행성출혈열, 헤르페스성 뇌염), 지속감염(persistent infection; B형 간염, C형 간염, 후두 유두종, 음부 사마귀, herpes-zoster 또는 림프종 환자의 varicella virus, 신장 이식환자의 CMV)에는 효과적일 수 있다.

③ 재조합 IFN-α는 B형 간염과 C형 간염에 대해 유효성이 있다고 본다.

8. 면역

1) 면역기능 세포

(1) 림프구

T 림프구(Thymus통과): 세포성면역반응의 핵심세포, 성숙T림프구는 혈액 내에서 순환, 말초림프조직 내에 존재

B 림프구(Bursa): 체액성 면역반응의 항체를 생성하는 plasma cell로 되는 세포

(2) 대식세포(Macrophage): 이물질, 세균, 기생충, 암세포, 항원 등을 잡아먹는 세포 (monocyte가 변형되어 발생됨). 항원을 인지해 B, T 림프구 등에 신호를 전달해주는 항원제시세포 기능이 있다.

(3) 다형핵 백혈구 = 과립구

호중구(Netrophils): 세균탐식. 체내에 이물질이 있을 때 탐식, 소화, 살균작용

호산구(Eosinophils): 기생충탐식·기생충에 상해 등 알러지 반응과 관계

호염구(Basophil): 혈액응고, 히스타민을 합성하고 저장

(4) 비만세포(mast cell): 면역조절, 알러지 초래

호염구와 비만세포는 기능이 같다(알레르기와 관련).

2) 면역(免疫)의 특징

▷ 면역관용: 자기와 비자기 구별능력, 때때로 자기와 비자기를 식별하지 않는 경우 자가 항원에 대해 자가항체을 형성한다.

▷ 면역반응: 항원의 침입에 대하여 대항하기 위하여 인체가 항체를 생성하여 생체가 질병을 면하는 반응이다.

▷ 면역학적 기억: 생체의 면역세포의 일부가 기억세포가 되어 과거에 침입한 항원을 기억하고 있다.

(1) 항원(Antigen, Ag)

① 항원: 생체 내에서 면역반응을 일으킬 수 있는 물질(이물질, 세균, 바이러스, 진균 등)

1. 완전항원: 분자량 10,000 이상의 고분자 단백과 다당체 등

   단백질(혈청 albumin, globulin, 각종효소, 호르몬, 각종 당단백 등)

   다당류(살모넬라균의 O항원, Cryptococcus의 협막, 적혈구의 혈액형 물질 등)

2. 불완전항원 : 분자량 1,000 이하의 지질, 페니실린, 포르말린 등

② 항원의 3대 성질

1. 면역원성: 면역세포를 자극하는 성질
2. 면역반응성: 자극된 면역세포가 만든 항체와 결합하는 성질
3. 관용원성: 특별한 상황에서는 항원의 역할을 하지 않는 성질

(2) 항체(Antibody, Ab)

① 항체: 생체에 항원의 자극에 의해 혈중의 B림프구 및 형질세포를 생성한 것이다.

② 항원과 특이적인 결합으로 응집반응, 독소를 중화하는 물질을 면역글로불린이라 한다.

③ 면역글로불린의 종류: IgG, IgM, IgA, IgD, IgE

- Ig-G (저지항체, 중화 항체)
  1. 혈청 내 총 면역글로불린 중 약 70~80% 차지
  2. 체내분포: 혈액, 림프액, 장
  3. 기능: 태반통과, 태아전달, 감염 방지, 독소중화, 식세포과 결합하여 탐식작용 증가
  4. 후기 면역반응체
  5. 미생물과 이물 제거, 보체 활성화

- Ig-M(Macroglobulin)
  1. 혈청 내 약 5~10% 차지
  2. B세포의 성숙초기 세포질에 존재(면역 후 처음으로 출현하는 항체)
  3. 체내분포: 혈액, 림프액, β-세포 표면
  4. 감염 초기 IgG에 앞서서 작용
  5. 응집반응, 침강반응, 보체결합
  6. 미생물과 이물 제거, 보체 활성화

- Ig-A (분비 항체)
  1. 혈청에 약 15% 차지
  2. 체내분포: 분비(눈물, 타액, 점액, 장액, 유액)
  3. 기능: 분비형 점막상피세포 분비하며 미생물 부착과 침입을 차단

- IgD
  1. 혈청 내 약 0.2% 차지
  2. 체내 분포 : 혈액, 림프액, β-세포 표면에 포함됨

- IgE

  1. 혈청 내 약 0.02% 차지(극히 미량 존재)
  2. 체내분포 : 비만세포, 호중구 결합, 알러지 반응, 기생충 질환시 반응 생김

9. 바이러스의 불활성화(inactivation)

(1) 물리적 처리

① 기온: 56~60℃에서 30분 정도 방치하면 불활성화(B형 간염 제외)

② 수소이온농도: PH 5.0 이하, 9.0 이상에서 파괴된다(PH 5.0~9.0에서 안정). 산성에 대한 저항력이 강하고, 알칼리에서 저항력은 약하다.

③ 자외선, 방사선 조사: 자외선, X선을 조사하면 핵산이 파괴되어 쉽게 불활성화된다.

④ 삼투압: 외피손상으로 불활성화

(2) 화학적 처리

① 생체염색 처리: 생체 염색 처리 후 태양 광선에 노출시키면 감염능 소실(neutral red, toluidine blue 등)

② 에테르 처리: 외피보유바이러스의 외피의 지질이 파괴되어 감염능 소실

③ 포름알데하이드: 핵산과 결합하여 감염능 소실

④ 화학요법: 항균제에 저항(몇 가지 항균제가 바이러스의 세포내 증식 억제)

⑤ 소독제: 불활성화가 잘 되지 않는다.

⑥ 염소이온: 강한 불활성화 작용이 있다(Naclo).

10. 백 신

자연감염 경로가 아닌 경로로 접종

백신주사는 인위적으로 균을 인체에 넣어주는 것으로 죽은 균이나 약화시킨 균을 인체에 접종한다.

1) 백신의 종류

(1) 생백신

- 약독화생백신이라 하면 동물통과, 고온배양, 계대배양 등으로 병원체를 면역성만 남기고 병원성을 약독화, 무독화시킨 미생물(바이러스 백신, 세균 백신)
- ex) 두창, 탄저, 광견병, 결핵, 황열, 폴리오(sabin), 홍역, 풍진, MMR

(2) 불활성화 백신

- 바이러스 자체를 불활성화약제인 포르말린 등을 사용하여 활성을 정지시킨 것
- 장점: 감염력이 없어 안전해 질병을 일으키는 경우가 드물다.
- 단점: 면역원성이 낮고 여러 번 접종해야 한다. 생성되는 항체가 특정 질병 방어와 상관이 없을 수도 있다.
- ex) 바이러스 백신(인플루엔자, 주사용 폴리오, A형간염, B형간염 백신), 세균백신(백일해, 콜레라), 톡소이드 백신(디프레리나, 파상풍)

(3) 사백신

- 병원체를 물리, 화학적으로 죽여 만든 백신
- 55~65℃에서 30~60분 가열하여 0.5% 석탄산을 첨가하여 만든 백신
- ex) 장티푸스, 파라티푸스, 콜레라, 백일해, 일본뇌염, 폴리오(salk)

11. 바이러스의 종류

- ▷ 외피 비보유 DNA 바이러스
- ▷ 외피 보유 DNA 바이러스
- ▷ 외피 비보유 RNA 바이러스
- ▷ 외피 보유 RNA 바이러스
- ▷ 간염 바이러스
- ▷ 종양 바이러스
- ▷ 지발 바이러스

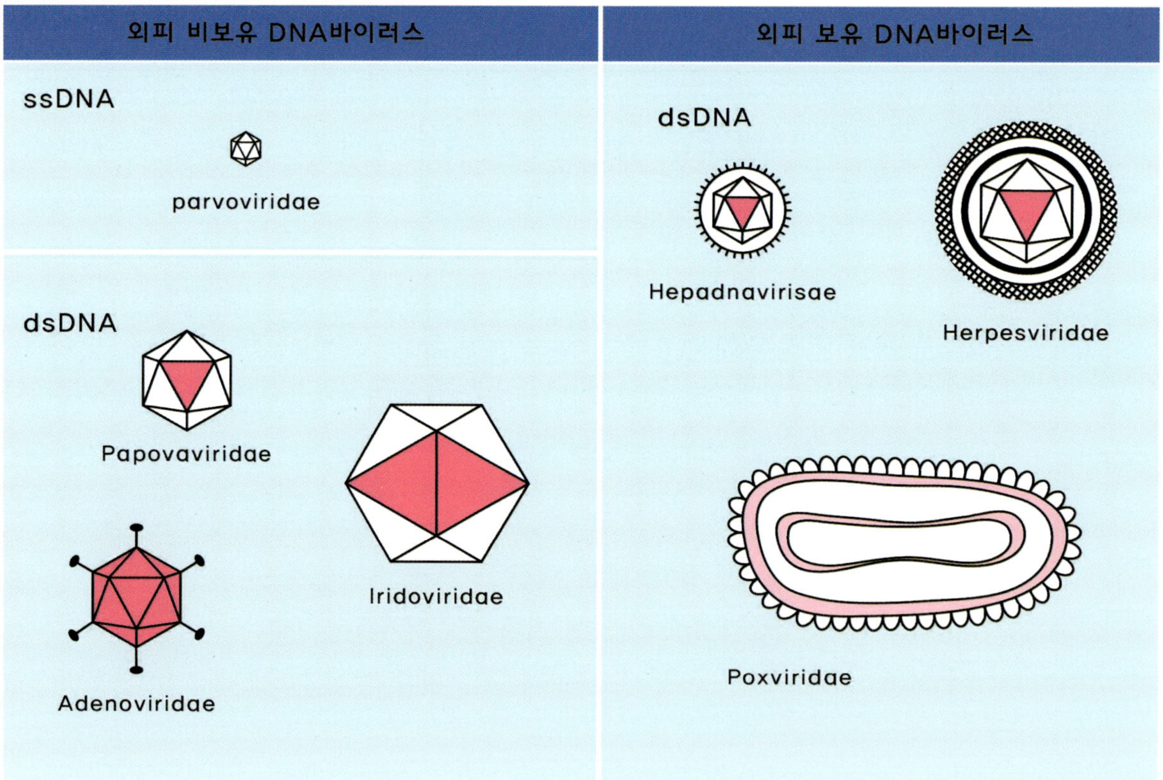

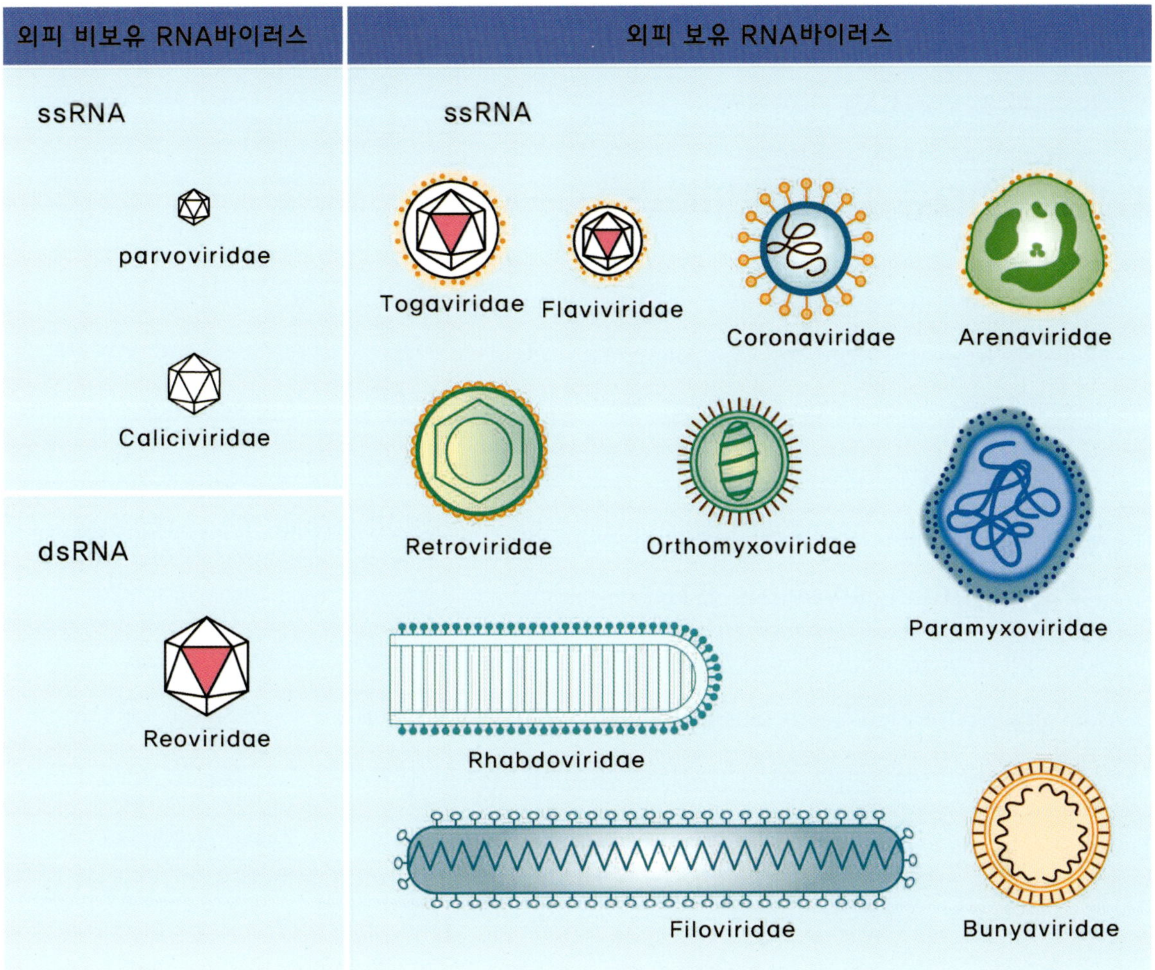
외피 비보유 RNA바이러스
외피 보유 RNA바이러스
ssRNA
parvoviridae
Caliciviridae
dsRNA
Reoviridae
ssRNA
Togaviridae
Flaviviridae
Coronaviridae
Arenaviridae
Retroviridae
Orthomyxoviridae
Paramyxoviridae
Rhabdoviridae
Filoviridae
Bunyaviridae

제2장 바이러스의 종류

1. 외피 비보유 DNA 바이러스

1) 파르보 바이러스(Parvoviridae)
2) 파필로마 바이러스(Papillomaviridae)
3) 폴리오마 바이러스(Polymaviridae)
4) 아데노 바이러스(Adenoviridae)

1) Parvoviridae(parvovirus B19)

(1) 외피 비보유 DNA 바이러스로서 라틴어로 parvo는 작다는 의미가 있다.

(2) single-stranded의 circular형이고 크기는 18~26nm이다.

(3) Human parvovirus B19가 중요한 종으로 비리온은 정20면체 구상으로 단일 가닥의 DNA를 가졌다.

(4) 소아에게 발진성 열병을 유발하는 전염성홍반증(Erythrema infectiosum)과 일과성 재생불량성 발증(Transient aplastic crises)을 일으킨다.

(5) 급성기 때 환자에게 Ig-M항체검사, PCR법으로 검출 가능하다.

(6) 감염 6일 후에 항체가 최고치를 나타내서 B19를 검출할 수 있다.

(7) 이 바이러스는 늦겨울, 봄과 초여름에 유행하고 주로 호흡기를 통하여 감염되며 혈액을 통하여서도 감염될 수 있다.

2) papillomaviridae

(1) 파필로마 바이러스과는 외피 비보유 DNA 바이러스로 72개의 Capsomere로 구성되며 55nm의 정20면체 바이러스이다.

(2) 사람유두종(Human papilloma virus, HPV)을 유발한다.

(3) 여성에게 자궁경부암, 음경암을 일으킨다.

(4) 유전자 E6과 E7이 암 유발에 중요하다.

(5) 젊은 청소년층에서 잘 침범한다.

(6) 생식기 사마귀(HPV-6, 11형), 자궁경부암, 음경암(HPV-16, 18형)으로 HPV감염은 자궁경부와 음경의 암과 관련이 있다는 보고가 있다.

3) Polyomaviridae

(1) Polyomavirus는 호지키성림프종(JCPyv), 선종(BKPyv), 동물육종(SV40) 등을 일으킨다.

(2) 바이러스의 분리는 몇 번의 계대 배양을 통해 얻을 수 있다.

(3) 대부분 동물에 질병을 일으키나 사람에게도 뇌종양 등의 질병을 유발한다.

(4) 잠복장소: 신장

① Jc polyamovirus(JCPyv, JC virus)

1. 진행성 백질뇌염(PML) 환자에서 처음 분리된다.
2. 올빼미, 다람쥐, 원숭이 등의 동물에게는 종양성을 보이지만 사람에게는 종양성과 관계가 없는 것으로 알려졌다.
3. 사람에게 양막세포, 혈관세포 등에서 증식하며 핵 내에 봉입체를 형성하는 것을 볼 수 있다.
4. 성인에게는 JCPyv항체 보유자는 많으나 증상자는 잘 나타나지 않고 소아에게는 감염 증상이 잘 나타난다.
5. JCPyv는 DNA의 PCR법으로 림프구, 뇌척수액 등에서 발견할 수 있다.
6. 항체를 혈구응집법으로 검사하면 사람, 닭, 몰모트의 적혈구는 응집하는데 양의 적혈구는 응집을 안 한다.

② BK Polyomavirus(BKPyv)(BK virus)

1. 1971년 신장이식 환자의 소변에서 처음 분리되었다.
2. 선종(Adenoma), 췌장종양, 뇌종양세포에서 잘 발견되지만 암과 관련성은 확실하지 않다.
3. BKPyv는 햄스터, 쥐 등의 세포를 형질 전환시키며 햄스터에서 뇌종양, 복막암, 골육종, 도세포종을 유발한다.

4. 미국 성인의 85%가 항체가 있는 것으로 나타났지만 사람의 중추신경계 질환과는 연관성이 없다.
5. 정상인과 골수이식 환자, 신장이식 환자 소변에서 잘 발견된다.

③ Simian virus V40(SV40)

1. 원숭이의 신장세포에서 Poliovirus와 같이 분리되었다.
2. 신장세포에서 잘 증식하며 세포질에 공포를 잘 형성하므로 공포 바이러스라고도 하였다.
3. 감염초기에 나타나는 large T단백질이 암 유발과 관련 있다고 추측

□ 검사실 진단

1. 검체는 소변, 혈액, 뇌척수액 등에서 잘 분리된다.
2. 소변은 고속원심 분리하여 검체로 사용한다.
3. 배양은 사람배아조직배양에서 증식 가능하며 사람배아뇌 조직, 사람배아신장 조직 배양에 잘 증식하는 특성이 있다.
4. 배양은 수주가 걸리므로 몇 번의 계대 배양이 필요하다.
5. 혈청학적으로 항체의 검출은 혈구응집저지 반응이 이용되고 항체는 건강인도 많이 가지고 있으므로 현감염증 검사에 많은 도움이 되지 않는다.
6. 검체에서 항원 검출은 PCR법을 이용한 DNA검사의 분자생물학적 검사가 가장 유용하다.

4) 아데노바이러스과(Adenoviridae)

(1) 외피 비보유 DNA 바이러스로 동물감염과 조류감염으로 구분된다.

(2) double-stranded DNA, 80~100nm 중형바이러스로 혈구 응집소 기능을 가진다. 아데노바이러스는 Rbc응집력이 있으므로 HI시험을 이용할 수 있다.

(3) Human adenovirus

- 1953년 human adenoid cell culture상 발견
- 산, 담즙, 단백질분해 효소에 저항성
- 전파: 공기전염, 대변, 구강, 직접전파
- 손가락, 오염된 물에 의해 결막에 전염

(4) 증상

① 호흡기질환(인두염, 결막염, 폐렴 등)

② 안질환(각막염, 유행성 각결막염)

③ 위장관염

④ 급성출혈성 방광염

⑤ 비말, 대변, 손 등으로 감염됨

(5) 치료

청결이 중요하며 항바이러스제는 없다.

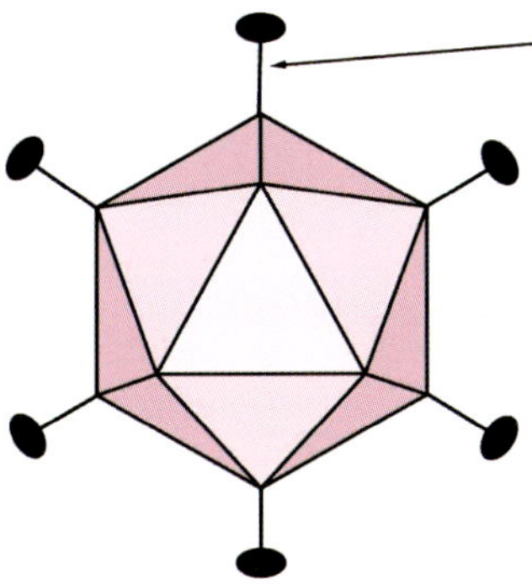

(6) 병원성

① 인체에 인두염, 결막염, 폐렴을 유발한다.

② 어린이에게 위장관염을 유발하며 원인체는 아데노 바이러스 중 혈청형 40과 41이다.

③ 어린이에게는 상기도 감염증이 잘 발생되며 혈청형 1-7이다.

④ 유행성 각결막염의 원인체는 혈청형 8, 19a, 37형이 있다.

⑤ 인두결막염은 수영장 등에서 잘 감염되고 혈청형 3, 7, 14가 중요한 원인체이다.

⑥ 뇌침범 아데노 바이러스의 원인체는 혈청형 1, 3, 6, 7, 12, 32가 잘 분리된다.

⑦ 일부 아데노 바이러스는 동물에서 육종을 나타내며 사람에게 출혈성 방광염을 일으키는 경우가 있다.

⑧ 아데노 바이러스는 어린이에게 설사를 유발하기도 하며 대부분 자연 치유된다.

(7) 면역

① 재감염의 효과적인 중화항체가 형성되고 평생 지속된다.

② 중화항체는 모든 아데노 바이러스를 중화하는 것은 아니다.

③ 모체로부터 받은 중화 항체는 호흡기 감염 아데노 바이러스의 보호 효과가 있다.

④ 아데노 바이러스는 비말, 분변 등으로 구강 감염되고 손등으로 결막 직접 감염도 된다.

⑤ 동물도 아데노바이러스에 감염되지만 이 바이러스가 사람에게 매개체로 작용하지 않는다.

(8) 검사실 진단

① 검체는 인두분비물, 상기도 세척물, 대변, 질분비물, 조직 등에서 항원을 검사할 수 있다.

② 혈청학적 검체는 발병 후 2-3주 후에 채취하며 연속 2회 채취한다. 혈청의 보관은 -10~-20℃에 보관한다.

③ 회복단계 환자 혈청이 2회 이상 연속 검사에서 중화항체의 역가가 정상의 4배 이상 증가되면 감염으로 진단된다.

④ 중화항체 측정법 이외에 보체결합방법, 혈구응집 억제반응, ELISA, RIA법 등이 사용된다.

⑤ 직접 아데노 바이러스 DNA 검출에는 PCR 방법이 있다.

⑥ 약독화되지 않은 생백신을 군대 신병에게 예방용으로 이용되기도 한다.

⑦ 이 바이러스는 위장 감염을 통해 중화항체를 유도하기도 한다.

⑧ 항바이러스 치료제는 현재 없으며 손의 청결 등 예방이 중요하다.

2. 외피 보유 DNA 바이러스

1) 헤파드나 바이러스과(Hepadnaviridae)
2) 헤르페스 바이러스과(Herpesviridae)
3) 폭스 바이러스과(Poxviridae)

1) Hepadnaviridae : HBV

외피 보유 DNA 바이러스, 40~80nm 중형바이러스로 core에 역전사 효소(RT)를 가짐

(1) Hepatitis B Surface antigen(HBsAg)

(2) Hepatitis B Core antigen(HBcAg)

(3) Hepatitis B Envelop antigen(HBeAg) 세 가지 항원 존재한다.

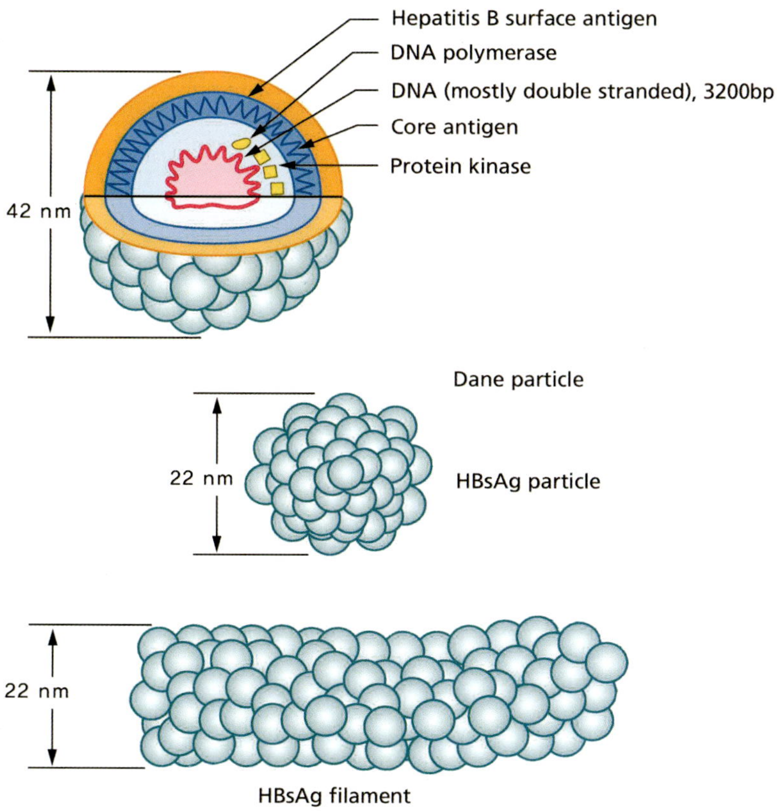

(4) 간염 바이러스는 A, B, C, D, E, G가 있으며 Hepadnaviridae에 속하는 DNA 이중가닥 virus로 크기는 42nm의 구형입자(Dane 입자)이다.

(5) 간에 염증과 간경화, 간암을 유발한다.

(6) HBsAg, HBcAg, HBeAg의 항원이 있다

(7) 각각의 항원에 대한 항체가 형성되며 항체는 항원과 같이 존재하지 않는다.

(8) 혈액, 주사기, 신체접촉, 음식물 등으로 감염이 되고 우리나라는 B형 간염 환자가 많다.

(9) 피로감, 감기몸살, 구토, 소화불량, 고열, 근육통, 황달 등의 증상이 나타난다.

(10) 평균잠복기: 10~12주

2) Herpesviridae

(1) 단순포진바이러스(herpes simplex virus : HSV-1, HSV-2)
(2) 수두, 대상포진바이러스(varicella-zoster virus : VZV)
(3) 사람거대세포바이러스(Human Cytomegalo virus : HCMV)
(4) Epstein-Barr virus(EBV)
(5) Human herpesvirus 6, 7, 8

(1) 단순포진 바이러스 1형 (HSV-1)

① 잠재감염바이러스
항원성과 발생부위에 따라 1형, 2형 구분
1형 - 허리상부(구순형), 2형 - 허리하부(음부형)

② 1형 바이러스
전파: 타액에 의해 전파, 입안의 수포성 병변, 불현성 감염이 대부분
감염부위는 얼굴, 삼차 신경절에 잠복

③ 임상소견
(ㄱ) 급성치은구내염
(ㄴ) 구순포진

㈐ 결막염
㈑ 비강수포
㈒ 허피즈성 생인손(손가락, 손의 농포성 손상)

(2) 단순포진 바이러스 2형 (HSV-2)

① 전파
㈎ 성접촉에 의해 전파
㈏ 생식기 부위(최근에 구강에 많이 발생)
㈐ 요추, 천골 신경절에 잠복

② 임상소견
㈎ 생식기 포진(음부포진)
㈏ 신생아포진
㈐ 무균성 뇌막염

③ 진단
㈎ 감염 후 1주일 경에 Ig-G항체가 출현
㈏ 혈청학적으로 검사 가능
㈐ HSV는 Rbc응집능이 없으므로 HI시험 안 됨.

④ 예방과 치료
㈎ 병변이나 궤양에 직접 접촉을 피한다.
㈏ 국소적 치료제인 nucleoside가 사용된다(눈에 감염).
Acyclovir는 1형으로 인한 뇌염, 음부포진 등에 사용 가능

(3) 수두, 대상포진 바이러스 (VZV)
Varicella-Zoster virus(chickenpox : varicella, 수두)

① 특징
㈎ 1가지 혈청형
㈏ 인간만 감염

㈐ 수두 - 영구면역(대상포진 재발됨)
㈑ 단순포진과 형태적으로 유사
㈒ 외피보유 DNA로 크기는 150-200nm
㈓ 같은 바이러스에 의해 수두와 대상포진의
두 가지 다른 질환을 일으킴

② 전파
㈎ 비말감염, 병소부위 접촉
㈏ 수두는 일생에 한 번 발생, 대상포진은 몸 상태에 따라 발생할 수 있다.

③ 증상
㈎ 수두: 감염 후 14~21일 잠복. 발진-초기구진-수포농포-가피 형성
㈏ 대상포진: 잠복기 일정하지 않다. 피부점막에 동통성 수포

④ 진단
혈청 중 Ig-G항체 검출, 대상 포진은 항체가 존재해도 발병

(4) 거대세포바이러스(Cytomegalo virus) = CMV = 타액선 바이러스
① 특징
㈎ 형태적으로 수두, 대상포진과 유사, 대부분 불현성 감염
㈏ 자연숙주: 사람으로 혈청형이 한 가지만 존재, 거대세포가 인체에 형성

② 전파
㈎ 태반을 통해: 산도, 모유, 타액(소두증, 난청, 간질발작유발)
㈏ 성인 성접촉: 정액, 질분비물 수혈, 장기 이식
㈐ 태아가 감염되면 거대세포성 봉입체병. 핵내 봉입체 형성(HE염색에서 올빼미 눈 관찰)

③ 임상증상
㈎ 선천성 감염 시 대부분 사망
㈏ 출생: 조숙, 황달, 지능발육 저하, 중추신경 손상.
㈐ CMV감염은 T-림프구의 감소로 면역부전 상태 발생.

(ㄹ) 장기이식환자의 CMV감염은 심각한 상태 유발.

(ㅁ) 전 세계적으로 발생하며 성인 80%는 항체를 보유한다.

(ㅂ) 검체의 보관은 냉장보관이 유리하다(48시간 이내는 4℃에 보관, 장기보관은 -60~-70℃ 보관).

(ㅅ) 감염 후 24시간 이면 항체가 나타나며 Ig-G항체를 EIA법 등으로 검출 가능하다.

(5) EBV(Epstein-Barr) 바이러스: DNA Virus

① 특징

(ㄱ) 형태적으로 단순포진과 유사, 전염성 단핵구증의 병원체다.

(ㄴ) 자연숙주: 사람이며 초기에는 B림프구에 감염되어 B림프구가 증가된다.

(ㄷ) 후기는 감염된 림프구 세포질에서 120nm 크기의 비리온DNA가 세포에서 발견된다.

② 전파

(ㄱ) 구강 접촉에 의하여 감염되는 것으로 추정(감염된 타액)

(ㄴ) 캡시드 항원에 대한 IgM 항체가 초기에 나타남

(ㄷ) IgM 항체는 급성감염 진단에 이용

(ㄹ) IgG 항체가 평생 동안 지속

③ 임상증상

(ㄱ) 림프액순환장애, 거비증, 식욕 감퇴, 무기력 발생

(ㄴ) 면역력 약화 때는 심각한 증상 발생

(ㄷ) 질병: 전염성 단핵구증 유발

④ 검사

(ㄱ) EBV-DNA가 많이 복제되어 세포질에 나타난다.

(ㄴ) 30%정도의 비정형 림프구가 나타난다.

(ㄷ) 이호성항체가 양성으로 나타난다.

(ㄹ) 진단이 어려우면 EBV특이항체 검사를 실시한다.

(ㅁ) EBV백신은 없으며 acyclovir가 사용된다.

3) Poxviridae

외피 보유 DNA 바이러스

가장 크고 복잡한 virus로 광학현미경으로 관찰가능

- 길이 220~450nm, 두께 140~260nm
- double-stranded DNA, brick-shaped(벽돌모양의 입자)
- 복합성 바이러스(complex structure)(복합형)

(1) smallpox virus(두창, 천연두)

- 사람과 원숭이에만 기생
- 1958년 우리나라에서 마지막으로 발생
- 1977년 somalia에서 최후 희생자
- 1979년 WHO에서 천연두 박멸 선포
- 예방접종: vaccinia virus 약독화생백신으로 사용

(2) Vaccinia virus(종두바이러스)

- 천연두의 예방접종에 사용되는 바이러스

(3) Cowpox virus(우두바이러스)

- 소에 감염: 소 젖꼭지에 발병
- Jenner가 종두법에 사용

(4) 특징

① 비리온에는 DNA의존 RNA중합효소 함유

② 1주일 정도 잠복기 후 불쾌감과 전신발진 증상 발현

③ 호흡기, 림프절에 감염 후 혈액을 따라 전심 피부 감염

④ 비말, 피부병변, 침구 등에 접촉하여 전파된다.

⑤ 검체의 보관이나 검사시 감염에 주의한다.

⑥ 중화시험, 혈구응집법(HI) 등을 이용한다.

⑦ 1개의 안정된 혈청형을 가진다. 그래서 용이하게 백신을 제조할 수 있다.

⑧ 항체의 생성이 신속하여 환자를 보호 가능하다.

⑨ 검체 보관 시는 냉장보관한다(잠시는 4℃에 보관, 장기보관은 -20~-70℃ 보관).

⑩ 항원의 변이는 비교적 심하지 않다.

4) Molluscum contagiosum virus (전염성연우종)

(1) 특징

① 초대 조직배양 가능

② 연속적 배양은 불가능

③ 사람에게만 감염을 나타내며 배양에서 잘 증식되지 않는다.

(2) 전파

① 이발소, 수건의 공동사용 등으로 전파

② 얼굴, 팔, 피부접촉으로 잘 감염

③ 어린이의 얼굴, 몸에 잘 발생한다.

④ 성인은 생식기에 잘 발생된다.

(3) 임상소견

① 잠복기: 14~50일

② 손바닥, 발바닥을 제외한 피부에 작은 사마귀성 종양이 형성된다.

③ 병변은 2년 이상 지속되다가 자연치유 된다.

④ 성인보다 소아에 많이 발생

(4) 진단

상피세포의 세포벽이 두꺼우며 세포질에 큰 호산성봉입체가 나타난다.

3. 외피 비보유 RNA 바이러스

1) 피코나 바이러스과(Picornaviridae)
2) 킬리시 바이러스과(Caliciviridae)
3) 아스트로 바이러스과(Astroviridae)
4) 레오 바이러스과(Reoviridae)

1) 피코나 바이러스과(Picornaviridae)

(1) Picornaviridae: pico = small + RNA
- 외피 비보유 RNA 바이러스
- 직경 28-30nm, single stranded RNA

(2) Enterovirus(장내바이러스)
① Poliovirus
② Coxsackie virus
③ 구제역 바이러스(Aphthovirus)
④ ECHO virus

(3) Hepatovirus
Hepatitis A virus

(4) Rhinovirus

[Enterovirus]

① Poliovirus

(ㄱ) 소아마비의 병원체
경구적으로 침입: 인후, 장관점막에 감염 증식된 후 림프절과 혈액을 통해 전신으로 퍼져 나간다.
잠복기: 1-3주
뇌의 운동피질, 척추의 신경세포(척수의 전각세포)에 침입하여 마비증상 나타남

㈁ 증상

불현성 감염 : 증상이 없는 것(90~95%)

부전형 : 감기와 비슷한 경한 증상 발생

마비형 : 마비증상과 동시에 열이 나타남.
1~2%에서 뇌의 운동신경 손상으로 영구적 장애가 생긴다.

비마비형 : 뇌수막에 감염되어 열과 두통, 사경(stiff neck)증상이 나타나지만 잘 회복되고, 사지의 마비는 잘 나타나지 않음

㈂ 특징

분변, 오염식수, 수영장 등에서 구강을 통해 감염

분변검체에서 가장 많이 분리되며 분비물, 혈액은 드물게 분리

백신의 효과가 확실히 나타나며 생백신은 체액성과 세포성 면역이 되지만 사백신은 체액성 면역만 가능하다.

② Coxsackievirus

㈀ 1984년 달돌프가 소아마비바이러스 조사 중 미국 콕사키 지방에서 분리

㈁ 어린 쥐 혈청에 의해 A형, B형으로 구별

㈂ A형: 이완성 마비, B형: 강직성 마비증상

㈃ 전파: 분변, 구강 소장 점막세포에서 1차적으로 증식하여 분변과 호흡기 분비물 속으로 배출, 대부분은 불현성 감염.

㈄ 포진성구협염, 수족구병, 흉막통, 심근염, 안질환, 호흡기, 신경계 등에 질병이 발생된다.

㈅ 구강과 비말감염 동시에 감염이 이루어진다.

㈆ 여름과 초가을에 많이 발생되고 가족감염이 잘 일어난다(여름감기의 병원체).

㈇ 항바이러스제는 있으나 백신은 없다.

㈈ 인후 분비물에는 발병 후 수 일, 대변에서는 수주 일 생존 가능하다.

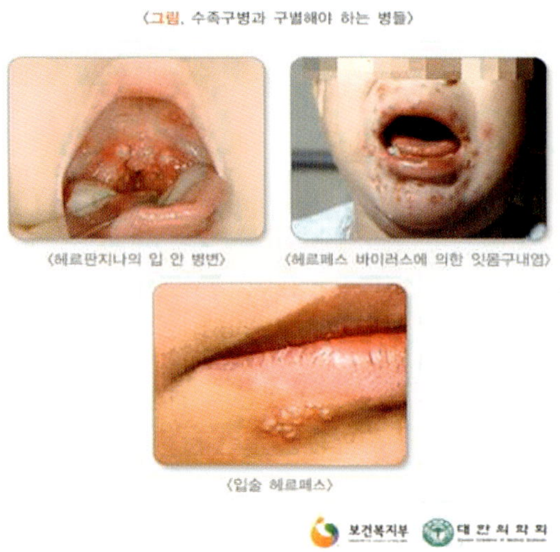

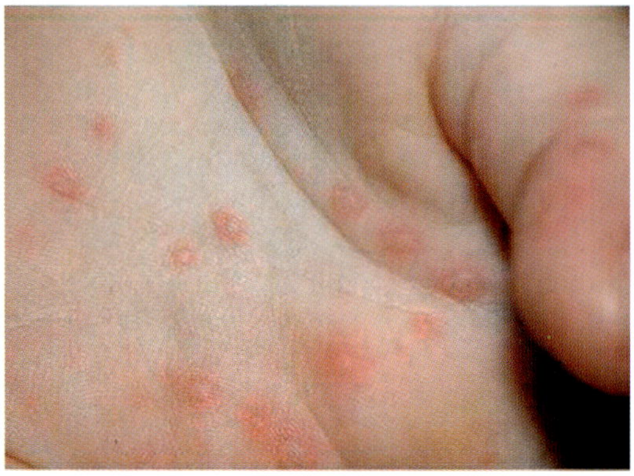

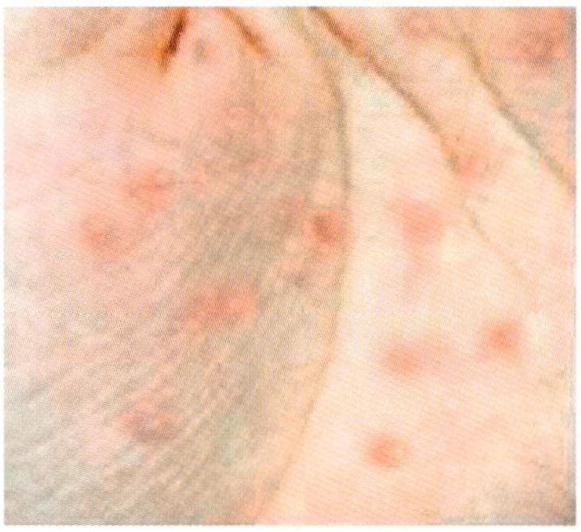

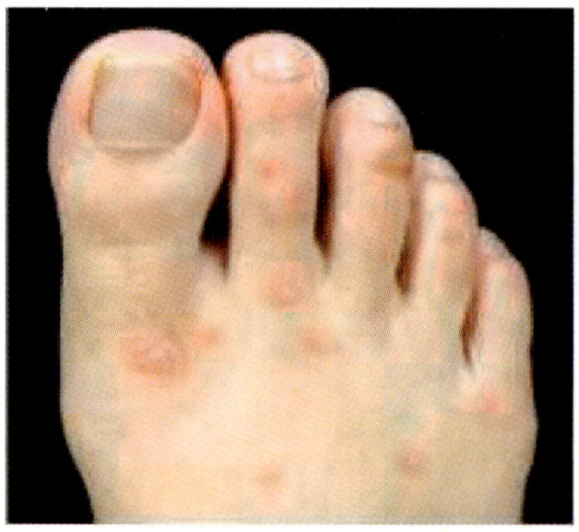

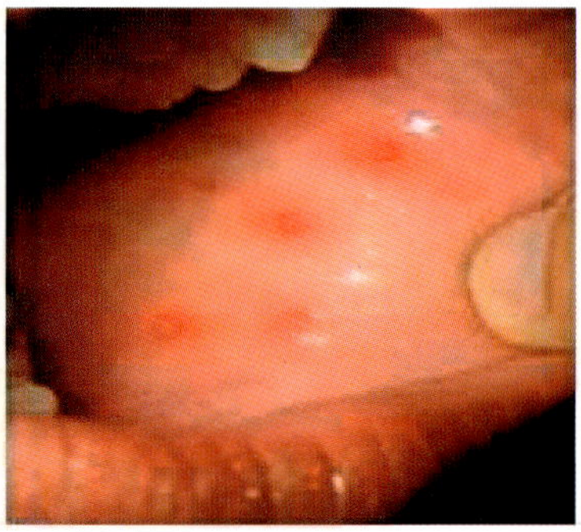

손,발의 수포성 발진　　　　입 속 수포성 발진

③ Human Rhinovirus

(ㄱ) 분변과 호흡기 분비물속에 배출되고 산에 불안정하고 열에 비교적 안정

(ㄴ) 1960년 감기환자에서 발견 잠복기: 24~48시간 성인 코감기, 콧물이 주 증상이며 증식부위는 비점막 부위이다.

(ㄷ) 면역은 체액성 면역보다 코의 분비물에 의한 중화 면역이 더 많이 일어난다.

(ㄹ) 감염 후 7일 정도에 중화항체가 혈액에 나타난다.

(ㅁ) 호흡기나 손등에 분비되는 바이러스에 의해 간접감염도 된다.

(ㅂ) 배양은 다른 바이러스에 비해 많이 까다롭다.

(ㅅ) 특이적 항바이러스 치료방법은 없다. 백신은 많은 수의 혈청형 때문에 실용적이지

못하다.

(ㅇ) 검체에서 EIA법으로 항원검출과 PCR법으로 검사 가능하다.

④ ECHO(enteric cytopathic human orphan)바이러스

(ㄱ) 소아마비 바이러스 조사 중 건강인 대변에서 분리

(ㄴ) 1955년 Echo바이러스라 명명

(ㄷ) 1~4세 소아에서 감염: 무균성 수막염

(ㄹ) 병원성: 콕사키바이러스에 비해 병원성이 약하나 상기도염, 무균성 수막염, 열, 발진증 발생

(ㅁ) 콕사키바이러스와 구별이 잘 되지 않음

⑤ Entero virus

(ㄱ) 폴리오바이러스 조사할 때 장관에서 증식하여 대변에서 검출된 바이러스를 어린 쥐의 병원성 유무에 따라 명명

(ㄴ) 1968년부터 분리된 바이러스를 68번~72번까지 번호를 붙임(4종)

- 68번: 세기관지염, 폐렴환자에서 분리
- 70번: 급성출혈성 결막염(아폴로 눈병)
- 71번: 수족구병
- 72번: A형 간염

2) 칼리시바이러스과(Caliciviridae)

- Calicivirirus(caliculus = cup-shaped)
  외피 비보유 RNA 바이러스(star-shape)
  크기: 30nm, single stranded RNA
- Norwalk virus: Norovirus
  epidemic viral gastroenteritis
- Hepatitis E virus(RNA virus)
  endemic hepatitis
  전파: 분변 - 구강(경구감염)

(1) 노르바이러스(Norovirus)

① 노르바이러스는 27~40nm의 소형 구형이다. 외피가 없는 정20면체 바이러스이다.

② 감염경로는 구강이나 호흡기이고, 감염자의 대변을 통해 바이러스가 방출된다(수인성 전파).

③ 잠복기간은 10~48시간이며, 증상은 발열, 구토, 설사 등이다.

④ 전염력이 강하여 학교, 양로원, 군대, 지역사회의 집단시설에 집단 식중독을 유발하기도 한다.

⑤ 음식의 위생적 관리 등으로 예방해야 하고 치료제나 백신은 없다.

⑥ 혈청검사는 증상이 없어진 후 3~6주 이내 가능하다.

⑦ 겨울철이 여름철보다 발생 빈도가 높다.

⑧ 면역법에 의한 항체검사는 가능하나 배양은 잘 되지 않는다.

⑨ 어패류 오염이 식수를 오염시켜 발생하는 경우가 많고, 특히 날 것으로 먹는 굴이 주원인이다.

⑩ 조리자의 손에 노르바이러스의 감염은 집단적 식중독을 유발할 수가 있다.

3) 아스트로 바이러스(Astroviridae)

(1) 그리스어로 별을 나타내는 astro라고 하며 전자현미경상 별모양으로 보인다.

(2) 소형, 구형바이러스이며 외피가 없는 RNA의 단일 나선상이다.

(3) 어린이에게 장액성 설사를 일으킨다.

(4) 1형의 혈청형이 대부분 유행한다(8개의 혈청형이 존재).

(5) 로타바이러스와 유사하며 치료제나 백신은 별도로 없어 위생적 주의가 중요하다.

(6) 바이러스 항원을 PCR방법으로 검출한다.

4) Reoviridae(reovirus)

(1) Reovirus(호흡기바이러스)(RNA virus인데 2중 나선)

① 외피 비보유 RNA 바이러스로 호흡기와 소화기 감염을 야기한다.

② REO: respiratory enteric orphan의 약자이다.

③ 크기: 60~80nm, 구형, double-stranded RNA (diploid)

(2) Rotavirus: 유아와 어린이들의 급성 비세균성위장염을 일으킨다.

① capside의 2중 구조: wheel모양(전자현미경상 수레바퀴모양(rota)을 함)

② 사람에서 설사질환을 일으키는 중요한 장염 virus로서 세계적으로 겨울철에 영아와 유아의 장 감염을 일으켜 설사를 유발한다.

③ human infantile gastroenteritis virus

④ stool 내의 virus는 실온에서 7개월간 감염성 유지(대변 속에 virus가 많다.)

⑤ 잠복기: 1~4일, 진단은 대변에서 추출한 바이러스를 전자현미경 관찰, 보체결합반응

(3) 레오바이러스의 특징

① 호흡기와 장관에서 처음 분리되었다.

② 특정한 질병과 관련은 없다. 상기도염, 위장염, 호흡기 감염과 관련.

③ 비리온은 정20체 구상바이러스이다.

④ 크기는 60~80nm이며 외피없이 이중막으로 형성되어 있다

⑤ 비리온은 역전사 효소를 가졌다.

⑥ 이중의 RNA로 mRNA를 합성할 수 있는 중합효소를 가졌다.

⑦ 레오바이러스는 열, PH, 에탄놀, 페놀 등에 불활성화가 된다(에테르에는 내성).

4. 외피 보유 RNA 바이러스

1) 플라비바이러스과(Flaviviridae)
2) 토가바이러스과(Togaviridae)
3) 레트로바이러스과(Retroviridae)
4) 코로나바이러스과(Coronaviridae)
5) 오르소믹소바이러스(Orthomyxoviridae)
6) paramyxoviridae
7) Rhabdoviridae
8) Filoviridae
9) Bunyaviridae
10) Arenaviridae

1) Flaviviridae

■ **Latin: flavus = yellow**

외피 보유 RNA 바이러스

직경: 40~60nm, single-stranded RNA icosahedral, 흡혈성 절지동물에 의해 매개 (Arbovirus)

■ **종류**

1. 일본뇌염바이러스(JEV)
2. 황열(Yellow fever)(YFV)
3. 뎅기열(Dengue fever virus)(DENV)

(1) 일본뇌염

① 1936년 일본에서 처음 분리

② 1946년 인천에서 처음 환자 발생 → 뇌염환자에서 바이러스 분리(신경계를 침범)

③ 매개곤충: Culex 모기

④ 일본뇌염 중간숙주: 돼지로서 증폭숙주(amplifier)로서 중요(돼지는 불현성 감염)

⑤ 잠복기: 7~20일(95% 무증상)

⑥ 고열, 두통, 구토, 뇌염으로 진행

⑦ 진단: 적혈구응집억제 시험, 보체결합시험, 형광항체법에 의한 항원 검출

(2) 황열

① 1902년 W. Reed에 의해 병원체 발견

② 아프리카, 카리브 해안지역

③ 매개곤충: 모기(Aedes aegypti)

④ 정글형, 도시형

⑤ 잠복기: 3~6일

⑥ 발열(고열), 두통, 토혈, 황달, 혼수상태 → 사망(사망률은 5~10%)

⑦ 감염환자와 접촉감염은 일어나지 않음. 황달 및 신장염에 의한 단백뇨가 나타남.

⑧ 임신 중 예방접종 금지

⑨ 진단: 원숭이, 닭, 태아조직 배양

⑩ 예방: 약독화생백신, 모기 박멸

(3) 뎅기열

① 동남아 지방: 태국, 말레이시아, 필리핀 등에서 많이 발생

② 매개곤충: 모기(Aedes aegypti)

③ 항원형: 1-2형(열성질환), 3-4형(출혈성질환)

④ 잠복기: 3~6일

⑤ 발열, 두통, 근육통, 발진, 백혈구 감소, 예후는 양호.

⑥ DHF(dengue hemorrhagic fever)는 사망률(30~50%)이 높고 고열과 출혈, DIC와 shock를 발생시킴

2) Togavirus(외피 보유 RNA virus)

(1) Rubella(German measles, 풍진)

① 잠복기: 2~3주

② 자연숙주: 사람

③ 감염: 비말감염

④ 증상: 발열, 감기증상, 특유의 발진, 림프절 비대, 구진성발진성

* 선천성 풍진 증후군: 임신 초기 감염 때(처음 3개월 중 특히 첫 달)

■ 풍진바이러스의 특징

① RNA단일가닥의 바이러스로 중합효소는 없다.

② 항원의 표면 스파이크에는 Hemagglutinin이 있어 감염성을 중화한다.

③ 풍진의 혈청형은 한 가지이며 감염 후 항체는 영구적이며 재감염은 잘 일어나지 않는다(선천성 풍진 증후군).

④ 풍진은 임산부가 초기 감염되면 90%, 16주 이상은 20%의 풍진 증후군의 발생 위험이 있다.

⑤ 혈구저지시험이나 EIA항체시험에서 높은 역가는 감염을 의심한다.

⑥ 약독화 생백신이 주로 사용되며 백신의 효과는 지속적이고 효과적이다.

Q. 예방접종 스케줄은 어떻게 되나요?

예방접종	임신 전	임신 중
MMR 백신 (홍역, 볼거리, 풍진)	1회 접종 후 4주간 피임	임신부 투여 금지
수도 백신	1~2개월 간격으로 2차례 접종 후 4주간 피임	임신부 투여 금지
B형 간염 백신	6개월 안에 총 3회 접종	감염위험 노출이 예상되거나 노출된 경우 접종 가능
자궁경부암 백신 (HPV)	6개월 안에 총 3회 접종	남은 일정은 출산 뒤 (임신 중 접종을 권하지 않음)
Tdap 백신 (파상풍/디프테리아/백일해)	1회 접종 후 이후 10년마다 TD백신 접종	임신할 때마다 임신 27~36주
독감 백신 (인플루엔자)	매년 독감 유행 시기에 접종	독감 유행 시기에 임신 주수에 관계없이 접종

3) Retroviridae

■ Retrovirus

- 외피 보유 RNA 바이러스
- 80~100nm, 구형, single-stranded RNA

■ **Viron내 역전사효소(reverscricirtiptase)를 가짐**

- RNA-DNA-RNA로 복제가 역전사 반응으로 수행(RNA 의존성 DNA 합성 효소)
- HIV바이러스는 CD4 + T4 림프구에 감염(CD4+T림프구가 급격히 감소 → 면역기능 상실)
- 잠복기: 6월~2년(2~8년)

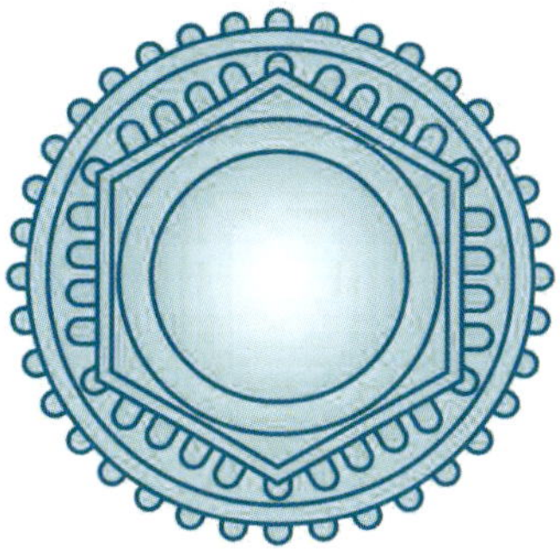

▶ AIDS(Acquired immunodificiency syndrome)

■ **전파되는 경우**

- 감염된 사람과의 긴밀한 성적접촉
- 감염된 혈액, 혈액 제제
- 감염된 사람으로부터 장기, 조직 및 정액을 공급
- 감염된 산모로부터 출생하는 신생아
- 오염되거나 소독되지 않은 바늘이나 주사기

■ **전파되지 않는 경우**

- 일상적인 접촉(가벼운 입맞춤, 포옹, 술잔, 타올, 손잡이, 수영장, 공중목욕탕, 화장실변기, 침대시트, 접시, 컵)
- 음식 또는 물, 공기, 대변, 곤충

■ **진단**: ELISA법, DNA probe, PCR, Western blotting

4) 코로나바이러스(Coronaviridae)

■ Coronavirus

- 외피 보유 RNA 바이러스
- 80~220nm, single-stranded RNA complex stricture
- 바이러스표면의 페달모양의 돌기
- 태양표면의 코로나(홍염)와 유사(입자 형태가 태양의 corona(왕관)을 연상)

■ 종류

(1) human coronavirus ; common cold(주로 겨울감기의 원인)

① 태양의 코로나 모양

② 잠복기: 2~5일

③ 주증상: 코감기

④ 성인의 감기 재감염이 잘 일어남(재감염이 반복됨)(성인감기의 병원체).

(2) 중증급성호흡기 증후군(Severe Acute Respiratory Syndrome : SARS)

(1) Human coronavirus

① 1965년 tyrrell이 감기 어린이에게 처음 분리

② 코감기, 위장관염, 폐렴 증상 유발

③ coronavirus는 겨울철에 많이 발생

④ 세포배양으로 분리가 어렵고 ELISA법으로 항체검사가 유리

⑤ 감염 후 면역은 생기지만 완전하지 않다.

(2) 중증급성호흡기증후군(SARS)(SARS-Cov)

① 2003년 초에 중국 남부지방에서 중증급성호흡기 환자에게서 분리된 코르나 바이러스이다. 약 20개국에서 약 700여 명 사망.

② 크기는 60~130nm이다.

③ 발열, 권태감, 근육통, 두통, 오한이 생기고, 저산소증의 증상도 나타난다.

④ 간접적 접촉에 의한 감염도 가능하다.

⑤ 객담에서 RT-PCR검사로 균체를 확인 가능하다.

⑥ 급성기는 항체 음성이었던 것이 회복기에 많이 올라가면 확진 가능하다.

⑦ 전파력이 매우 강한 바이러스 감염이다.

(3) 메르스-코로나 바이러스(MERS-CoV)
중동 호흡기 중후군 코로나 바이러스
2012년 4월 요르단, 아멘에서 처음 출현, 잠복기(2~14일, 평균 5일)

5) 아레나바이러스과 (Arenaviridae)

■ Arenavirus (Latin: arena=sand)

- 외피 보유 RNA 바이러스
- 50~300nm, single-stranded segmented RNA
- 전자현미경상 모래알처럼 관찰된다(모래모양의 입자 관찰) ⇒ 리보솜이다(기능 불명).

■ 랏사바이러스(lassa fever virus)

(1) 1969년 나이지리아 랏사에서 발견(처음 분리)

(2) 전파: 직접 접촉, 오염음식, 집쥐의 뇨, 들쥐 ⇒ 이들 타액이나 요 등에서 배출된 바이러스에 의해 감염

(3) 잠복기: 3~17일

(4) 증상: 발열, 두통, 기침, 구토, 피부발진, 설사 ⇒ 폐렴, 심부전, 출혈경향 ⇒ 사망

(5) 치료: 발병초기 ribavirin투여 효과적이다.

(6) 회복된 환자의 항체가 치료나 감염에 도움이 된다.

(7) 사망률: 30~60%로 매우 높다.

6) 분야바이러스(Bunyaviridae)

▪ Bunyavirus

1) 외피 보유 RNA 바이러스
2) 80~120nm
3) segmented single-stranded RNA(분절게놈)
4) 절지동물에 의해 척추동물에 전파

(1) 신증후출혈열(hemorrhagic fever with renal syndrome)

① 1976년 이호왕(고려의대)

② 유행성 출혈열이라 하며 전 세계적으로 발생(과거)

③ 1976년 우리나라의 한탄강 유역의 야생 등줄 쥐에서 virus 분리배양을 성공하여 Hantaan virus라 명명(Korea antigen)

④ 등줄쥐의 폐장조직 항원 + 출혈열 환자의 회복기 혈청내 항체 반응함을 형광항체법(FA)으로 발견

⑤ 역학: 매개체(설치류(쥐), 진드기)
설치류의 배설물이 건조되어 호흡기로 흡입되어 전파(추측)
(쥐의 타액과 분비물 - 호흡기로 감염)

⑥ 진단: 혈구응집억제법, 보체결합반응, 중화항체반응, 간접면역형광법, ELISA법

⑦ Seoul virus: 도시형 출혈열의 병원체로 1980년 서울의 마포에서 채집한 집쥐에서 바이러스 분리

- 잠복기: 7~40일, 대개 불현성 감염
- 발병시기: 늦봄(5~6월), 가을(10~11월) 사이
- 증상: 고열 - 오한 - 두통 - 점상출혈 - 신부전증 주요 증상(사망률: 5~10%)
- 농부, 군인에 다발

7) 오르소믹소과 (Orthomyxoviridae)

(1) influenza virus

(2) 신종인플루엔자

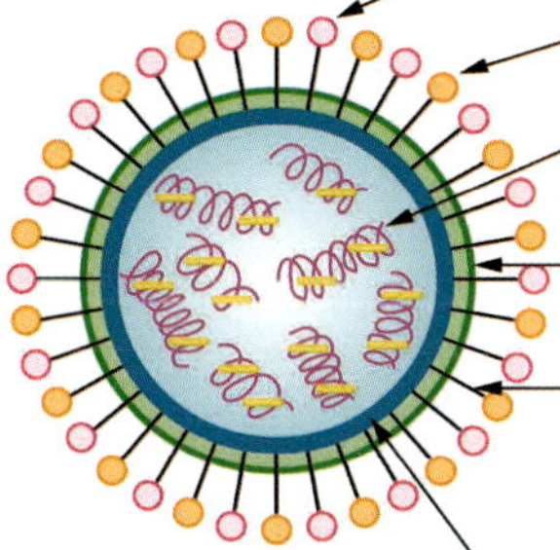

(1) 인플루엔자 바이러스

① 항원: 외피 스파이크에 두 종류의 항원

(ㄱ) Neuraminidase(NA): 사람세포 표면을 구성하는 neuraminic acid를 분열시킨다.

(ㄴ) Hemagglutinin(HA): 적혈구를 응집시킨다.

② 항원보유형태: A, B형 - NA, HA, C형 - HA

③ 유전체 mRNA로 전사시키는 RNA중합효소를 가지고 있다.

④ Neuraminidase는 항원성과 전파력을 감소시키는 효과가 있다.

⑤ 증상: 근육통, 두통, 오한, 마른 기침, 1주간 지속(A형이 가장 심하고 다음이 B형, C형은 발열 없고 상기도염 증상만 있다.)

⑥ 기존 폐질환시 증상이 더 심해진다.

⑦ 전 세계적으로 유행하며 전파력이 매우 강하다.

⑧ 사람 외에 동물에게도 감염을 일으킨다.

⑨ virus의 표면에 존재하는 혈구응집소가 숙주의 표면에 흡착된다.

⑩ 겨울과 봄에 유행하며 10년 주기로 대 유행한다.

⑪ 1918년 스페인의 유행 시 2,500만 명이 사망하였다.

⑫ 인플루엔자 A, B ⇒ 8분절, C ⇒ 7분절의 조각

(2) 신종인플루엔자

① 2009년 CDC가 새로운 인플루엔자로 발표(신종플루)

② 2010년 전 세계 209개국에서 15,000명 이상 사망 발표

③ 간접전파에 의해 전파되며 교통망을 통해 확산된다.

④ 표면항원에 항원성이 변이를 나타낸다.

⑤ 고체 표면에 72시간, 옷 등에 24시간, 이불, 손수건, 책 등에 12시간 생존가능하다.

⑥ 비말의 크기가 100um이면 10초간 부유한 후 가라앉고 5um이면 1시간 부유한 후 표면에 떨어진다.

⑦ 알코올과 비누에 의해 30초 안에 파괴된다.

⑧ 신속항원 검사법으로 항원을 검사하며 H1N1항원도 양성을 나타내며 예민도는 10~70% 정도로 낮지만 특이도는 80~100%정도로 높다.

⑨ 신속항원검사 음성이지만 증상이 계속 있으면 RT-PCR검사로 확인

⑩ 세포배양에서 잘 배양되며 타미플루가 치료효과가 좋다.

8) 파라믹소바이러스과(Paramyxoviridae): 점막을 감염

- **Paramyxovirus family**

  - 외피보유 RNA 바이러스로서 점막을 침범하는 바이러스이다.
  - 150~300nm 대형바이러스, single-stranded RNA, helical symmetry(나선대칭형)
  - 0rthomyxovirus는 80~120nm
  - 18nm의 capsid
  - orthomyxovirus는 9nm
  - orthomyxovirus는 분절된 조각(8조각)의 음성가닥 RNA유전체를 가지고, paramyxovirus는 한 조각이다.

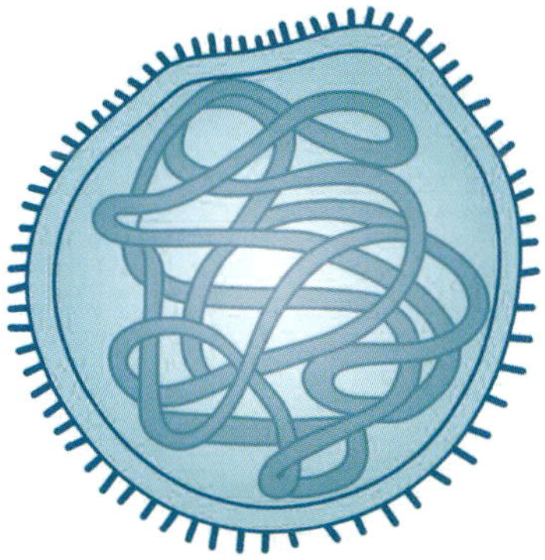

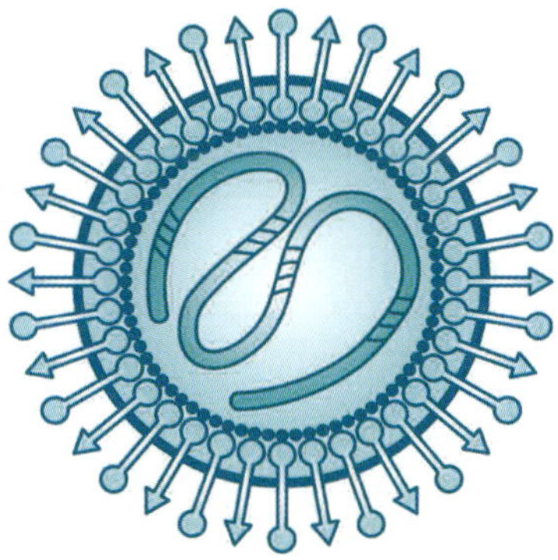

▪ Paramyxovirus의 분류

(1) Parainfluenza viruses(PIV)

(2) Mumps(이하선염): 인간에게만 감염

(3) Measles virus(홍역, 마진)

(4) RS바이러스(호흡기세포융합바이러스)(RSV)

(1) 파라인플루엔자

① 혈청형: 1형, 2형, 3형, 4형

② 3형이 전염력이 가장 높고, 1, 2형은 중간정도이며 4형은 약하다.

③ 병원성: 소아의 호흡기 질환의 원인이다(5살 이하 어린이의 위막성 후두염).

④ 잠복기: 2~5일이며 발열, 기침이 주 증상이다.

⑤ 백신은 없으며 Ribavirin이 효과적이다

⑥ 겨울철에 잘 발생하고 PIV3형은 계절과 관계없이 발생한다.

⑦ 면역은 감염 후 수개월 밖에 지속되지 않으므로 재감염이 잘 일어난다.

⑧ 진단은 적혈구 응집 억제시험, 보체결합시험, 중화시험 등

(2) Mumps virus(유행성 이하선염) = 볼거리

① 자연숙주: 사람, 비말감염으로 5~15세 소아에 다발, 림프절에서 증식된다.

② Rubulavirus 속에 속하며 크기는 90~300nm로 소아에서는 수막염이 발생되는 경우가 많다.

③ 성인: 고환염, 난소염 합병증 → 불임증

④ 일명 볼거리라고도 하며 고열, 불쾌감, 식욕 감퇴와 이하선의 종창된다.

⑤ 감귤 등 신음식을 먹을 때 통증이 증가한다.

⑥ 혈청형은 하나이며 면역은 영구 면역된다.

⑦ 타액, 비말 등 호흡기를 통해 감염된다.

⑧ 예방은 약독화 생백신을 이용한다. 항바이러스 치료제는 없다.

⑨ 진단은 적혈구 응집 억제 시험, 보체결합시험

(3) Measles(홍역, 마진)

① 자연숙주: 사람, 원숭이

② 혈청형이 한 가지만 존재하며 90%가 현성 감염이고 불현성 감염은 드물다.

③ 가을~봄 사이에 6월 이후 소아에 유행

④ 잠복기: 9~12일이며 강한 전염력이 있다.

⑤ 증상: 발열, 상기도염, 결막염과 구강점막에 모래알 모양의 반점이 출현함(전염력 강함).

⑥ 발진전후에 전염성이 강함(기침, 재치기, 콧물, 비말 등으로 많이 감염됨)

⑦ 합병증으로 중이염이 가장 많고 그 외 폐렴, 뇌염, 아급성 경화성 범뇌염(SSPE) 등이 있다.

⑧ 단일가닥의 RNA이며 비리온은 100~250nm 크기이다.

⑨ 아급성 경화성 범뇌염(SSPE)은 홍역 감염 후 수개월 혹은 수년 경과한 후 발생되기도 한다.

⑩ 진단은 혈청학적 진단(중화시험, HI, 보체결합시험)

(4) RS(Respiratory syncytial) Virus(호흡기 세포융합바이러스) = RSV

① 감염세포가 합포체를 형성하는 호흡기에 감염이다.

② 외피 스파이크에 Hemaaglutinin나 Neuraminidase가 없다.

③ 부화란에 증식하지 않고 적혈구 응집능력이 없다.

④ 병원성: 생후 6개월 이내의 유아에 다발하며 세 기관지염과 폐렴을 일으킨다.

⑤ 평상 시의 4배 이상 항체 역가 시 임상적인 가치가 있다.

⑥ 병원 감염을 예방하기 위하여 종사자의 손위생 등이 중요하다.

⑦ 호흡기 상피조직에서 바이러스 존재는 면역형광법이 좋다.

⑧ 진단은 보체결합시험, HeLa세포에 접종 후 전자현미경 관찰

9) 랍도바이러스과(Rhadoviridae)

(1) Rabies virus (광견병) = 공수병(hydrophobia)

① 외피보유 RNA 바이러스

② 75~180nm 중형바이러스, linear s-s RNA탄환형(포탄형, 막대기형)

③ 신경 친화성으로 중추신경계에 잘 침범한다(말초신경계를 통해 중추신경계에 도달해 증식).

④ 감염원: 사람, 개, 박쥐, 여우, 소

⑤ 잠복기: 2주~1년(20~60일)이며 추위에는 강하고 열에는 약하다.

⑥ 다발지역: 이란, 북부아프리카

⑦ 증상: 중추신경계의 이상항진(Negri body)(호산성 봉입체)

⑧ 경련 - 기면, 침분비과다, 혼수상태 - 정신착란 - 사망

⑨ 감염동물 특히 개에 물린 후 감각이상, 열, 식욕부진 등의 전구증상이 있으며 백신 접종 가능하다.

⑩ 조직표본에서 바이러스 봉입체를 발견할 수 있다.

⑪ 적당한 치료제는 없으며 뇌신경 증상이 나타나면 대부분 사망한다.

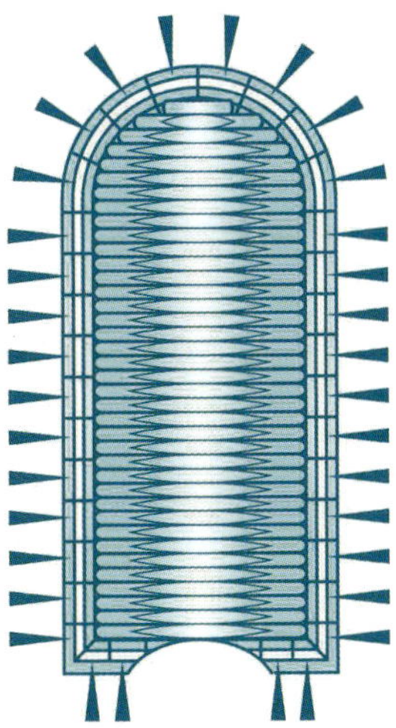

10) 필로바이러스과(Filoviridae)

- Filovirus: filamentous form of the virus(길쭉한 filament 모양)
- 외피 보유 나선형 RNA virus이다.
- 실처럼 길다(폭 80nm, 길이 1,000nm).
- inear single-stranded RNA

(1) 마르브르크 바이러스(Marburg virus)

① 1967년 독일의 Marburg 시의 연구소에서 우간다산 원숭이를 취급한 사람들 사이에서 열성 출혈성 질환이 생기면서 25명 중 5명이 사망했다.

② 증상: 설사, 발진, 출혈, 신장애로 치사율이 높다.

(2) 에볼라 바이러스(Ebola virus)

① 1976년 자이레 에볼라강 지역에서 분리되었고, 에볼라 출혈열이 발생된다.

② 잠복기: 4-6일

③ 증상: 열, 두통, 설사, 소화기 계통의 출혈 등이고 치사율은 50~90%이다.

④ 에볼라 바이러스(Ebolavirus) 특징

㈀ 에볼라바이러스는 실과 같이 길게 늘어진 모양이다.

㈁ 급성 열성감염인 출혈열과 장기출혈을 일으킨다.

㈂ 발열, 심한 설사, 기침, 가슴통증, 기력쇄약, 저혈압, 피부발진 발생

㈃ 1976년 아프리카 콩고에서 318명 발생하여 280명 사망, 사망률 88%

㈄ 에볼라 바이러스는 피부에 흡착능이 강해 한번 흡착하면 피부를 침투한다고 본다. 의료진 감염이 많은 바이러스이다.

㈅ 특이 치료제나 백신은 없고 보존적 치료법 밖에 없다.

㈆ Zmapp이 실험적으로 사용되지만 효과와 안전성이 불확실하며, 사실상 치료제가 없다.

㈇ 손 씻기와 환자와 직접 접촉을 피한다.

㈈ 환자 처치 시 Level D급의 안전보호장구를 갖추어야 하며 채혈 시 안전주사침 등을 사용하며 검사 시에도 감염관리 권고 사항을 잘 준수한다.

㈉ 진단은 혈액검체에서 역전사 중합효소 연쇄반응(RT-PCR) 검사, 전자현미경, 원숭이 신장세포 배양

5. 간염 바이러스

1) 종류: A형, B형, C형, D형, E형, G형가 있으며 B형만 DNA 바이러스이다.
2) B형이 가장 많이 감염되어 있으며 C형이 병원성은 가장 강하다.
3) 대부분 간에 침범하여 염증을 일으킨다.
4) 예방 백신과 일부 치료제가 개발되어 있다.

1) A형 간염(hepatitis A virus, HAV) = 전염성 간염

(1) Picornavirus과의 엔테로 72번에 속했으나 지금은 hepatovirus속이다.
(2) 증상: 환자 1/3만 증상이 나타나고 급성으로 심한 황달 증상이 나타난다.
(3) 증상지속기간은 1~3주간 정도, 잠복기는 15~45일, 사망률은 0.1~0.2%이다.
(4) 장에 염증을 일으키며 대변에 균체가 포함되어 구강으로 주로 감염.
(5) 균체는 외피 비보유 직경 27nm 정20면체캡시드로 에테르와 산에 저항성 있고, 100℃에서 5분에 파괴된다.
(6) 병원체에 감염된 어패류에 의해서도 감염된다.
(7) 진단은 anti-HAV IgM항체, total anti-HAV가 있다.

2) B형 간염(hepatitis B virus, HBV)

(1) 1965년 호주 원주민에서 항원 발견 ⇒ 나중에 HBV의 표면항원이다.
(2) 전파: 혈액, 타액, 정액, 수직감염
(3) 외피보유 이중나선형 DNA바이러스로 HBs Ag, HBc Ag, HBe Ag와 항체가 있다.
(4) 병원성: -20℃에서 20년 동안 전염력을 유지하고 60℃에서 10시간, 100℃에서 1분간 처리하면 파괴된다. 잠복기는 10~12주.
(5) 간염, 간경화, 간암 등을 유발한다.
(6) 주사기, 타액, 정액 등으로 감염되고 음식물을 통해서도 감염된다.
(7) 항원이 없어져야만 항체가 형성된다.

(8) core에 역전사효소(RT)를 가지고 있다.

(9) 진단은 HBs Ag, HBe Ag, anti-HBC, IgM 등

3) C형간염(hepatitis C virus, HCV)

(1) 1989년 감염된 침팬지 혈청에서 분리 되었으며 비경구적 감염인 피부 침입이다.

(2) 잠복기: 6~8개월 바이러스 감염 후 약 60~80%가 만성간염, 만성 간질환으로 진행하고 일부는 간경변으로 진행된다.

(3) HCV는 외피보유 단일가닥 RNA 바이러스이다.

(4) 전염력은 약하고 병원성은 강하다.

(5) 항원과 항체 가동 시에 존재 가능하다.

(6) 수혈에 의한 감염이 흔하다.

(7) 진단은 anti-HCV(HCV에 대한 항체 상승)

4) D형 간염(hepatitis D virus, HDV) = deltavirus

(1) 자신의 외피 단백질을 생성하지 않기 때문에 결손바이러스이다.

(2) 1977년 급성, 만성 B형 간염환자만 결손체 바이러스로 발견되고 HBV와 함께 감염된다(HBV의 위성 virus).

(3) 백신과 치료제는 아직 없다.

(4) 진단은 anti-HDV ELISA

5) E형 간염(hepatitis E virus, HEV)

(1) 경구적 감염

(2) 잠복기: 15~40일

(3) 증상은 상복통, 오심, 구토, 황달 등이며 임산부는 심각하다.

(4) 임신부는 10~40% 감염이며 오염지역은 네팔, 미얀마, 인도, 파키스탄 등 저개발 국가에서 식수가 오염되어 유행한다.

6) G형 간염(hepatitis G virus, HGV)

1) 가장 최근에 알려진 바이러스이다.
2) 만성간염 증상을 보이며 HBV, HCV 검사의 음성환자에서 분리된다.
3) 유전체가 HCV와 비슷하며 약 25% 정도의 아미노산 상등성을 보인다.
4) 수혈 등 비경구적 감염이며 HBV, HCV 감염 시 중복 감염이 잘 된다.
5) 특이한 병원성이 밝혀지지 않아 아직까지 의학적 중요성은 그리 높지 않다.

6. 지발 바이러스(Slow viruses)

1) 수개월 - 수년의 긴 잠복기를 가지는 바이러스이다.
2) 점진적, 진행성으로 발병 - 중추신경계 질환을 일으켜 사망케 하는 질환이다.
3) 신경세포에 공포를 형성하기도 하고 아밀로이드 같은 플라크를 형성하기도 하고 염증반응, 항원성, 면역반응, 인터페론 생산도 없는 기전이 나타난다.
4) 인터페론의 생산이 없다. 면역반응이 없고 항원성도 없고 치료방법도 없다.

1) 통상 지발바이러스

(1) 아급성 경화성 범뇌염 바이러스(Subacute sclerosing panencephalitis virus) = SSPE

① 10대 청소년층에 잘 발생하며 중추신경계에 침범하여 수초탈락을 일으키며 서서히 진행되어 사망하게 된다.

② 홍역과 밀접한 관계가 있으며 홍역 발병 후 잘 감염되며 환자의 뇌조직에서 홍역 바이러스가 발견된다.

③ 환자의 뇌척수액이나 혈액에서 높은 홍역 항체가 분리된다.

(2) 진행성 다병소성 백질뇌증(Progressive multifocal leukoencephalopathy) = PML

① JC virus에 의해 유발되며, 1965년 환자의 회돌기교세포에서 처음 발견되었다.

② 호지킨스병, 만성백혈병, 림프육아종, 면역저하환자에서 잘 나타난다.

③ 뇌 백질부분이나 뇌 전체의 수초탈락이 잘 나타난다.

(3) 동물 지발 바이러스(Animal lenti virus)

① 원인체는 retrovirus이다.

② 양, 염소에서 감염을 유발하는 역전사 바이러스

2) 비통상 지발감염체(프리온(Prion), 전염성 있는 prion protein(PrP))

(1) 핵산이 존재하지 않는 단백질 유사구조

(2) 바이러스가 아니고, 원인 바이러스가 밝혀지지 않았다.

(3) 퇴행성 중추신경계질환(subacute spongeform virus encephalopathies)

- 사람: Kuru, Creutzfeldt-Jakob disease(CJD)
- 양: Scrapie – 양에서 발생, 진전, 실조증, 가려움증 나타남
- 소: mad cow(광우병)

(1) Kuru

① 1957년 파푸아뉴키니아에서 처음 발견되었다.

② 진행성 진전(tremor)와 실조증(ataxia)가 나타나며 치매와는 상관없다.

③ 뉴기니아에서는 사람의 뇌를 먹는 전통의식이 있어 이것하고 관계가 있다고 본다.

(2) 크로이츠펠트-야콥병(Creutzfeldt-Jakob disease, CJD)

① 환자의 뇌가 스펀지 현상이 나타난다.

② 세계적으로 나타나며 남성 여성의 발생의 차이는 없다. 가족 간의 발병은 드물다.

③ 초로성 치매와 실조, 진행성 혼수가 특징이며 결국 사망한다.

④ 원인체인 프리온은 고압증기멸균이나 차아염소산 나트륨으로 처리해야 한다.

⑤ 변형크로이츠펠트-야콥병(vCJD)는 광우병에 걸린 소고기를 사람이 먹게 되므로 인간 광우병이 된다.

7. 종양 바이러스

1) 바이러스 종양의 특징

(1) 종양 바이러스는 어류, 동물, 사람에게 각종 종양을 유발하는 바이러스이다.

(2) 인간의 암 발생의 약 20%를 차지한다고 추측한다.

(3) 화학제나 방사선보다 더 빠르게 종양을 유발한다.

(4) 암발생 세포보다 더 간단한 유전자를 가졌기 때문에 암 유발 작용이 쉽다.

2) 바이러스 종양의 종류

(1) 사람유두종 바이러스(Human papillomavirus: HPV)

① HPV가 원인체이며 성기콘디로마, 유두성 피부종양을 유발한다.

② HPV는 DNA바이러스이며 HPV16, HPV18가 가장 많고 악성으로 넘어가는 위험이 있다.

③ 인체에서 암을 유발하는 DNA바이러스는 HPV, EBV, HBV가 있다.

(2) Epstein-barr virus(EBV)

① DNA 바이러스인 herpes virus가 원인체이다.

② EBV는 Burkitt림프종과 전염성 단핵구증을 일으킨다.

(3) 단순포진 바이러스(Herpes simplex virus type2: HSV-2)

① HSV-2는 사람 종양바이러스이고 그 증거로서 자궁경부암 발생율에서 대조군보다 HSV-2항체가 많이 발견된다.

② Human herpes virus-8는 카포시 육종(Kaposi's Sarcoma)을 일으킴.

(4) B형 간염 바이러스(Hepatitis B Virus)

① 종양 바이러스 중 유일한 DNA으로 된 바이러스이다.

② 원인체는 역전사효소를 가진다.

③ 간염 바이러스는 직접 간암을 유발하는 종과 간접적 기전으로 암유전자를 자극하여 백혈병을 유발하기도 한다.

제3장 바이러스 감염증의 진단

■ 바이러스 감염증의 진단법

- Isolation & identification of the virus culture
- Detection of viral antigen
  RIA, ELISA, FA, CIEP, RPHA
- Detection of antibody
  RIA, ELISA, FA, CIEP, PHA, HI, CF, NT 등
- Histologic examination of infected tissues
  Inclusion body(봉입체) 관찰
- EM examination(전자현미경)
- 바이러스 핵산 검출법

1. 바이러스 진단의 가검물

1) Blood

0.02% heparin이 첨가된 시험관에 채혈
발병 초기나 회복기 환자에게 채취
채혈즉시 혈장이나 혈청 분리 - 냉동보관
1주: 1차 채혈, 역가측정(HI test)
2주: 2차 채혈, 역가측정 비교

2) Stool and rectal swab(대변, 직장도찰)

Enterovirus 감염 진단에 유용
2주 이내 설사변, rectal swab
HBSS(Hank's balanced salt solution):
  virus 수송배지(PH7.2~7.4)
VTM(Virus transport medium)

3) Autopsy, throat

VTM(Virus transport medium)

4) 즉시 검사 불가능(바이러스 검출 위한 검체 보관)

-70℃ 동결 보존(대부분 5일 정도는 4℃에 보관가능)

Respiratoty syncytial virus 같은 것은 매우 불안정해 채취 즉시 -70℃로 냉동 처리

5) Virus 검체 보존 배지 (바이러스 수송 배지)

Veal infusion broth with gelatin

Buffered tryptose phosphate broth with gelatin

HBSS(Hank's balanced salt solution)

VTM(Virus transport medium)

2. 바이러스 감염증 진단법

1) 실험동물접종(animal inoculation)

(1) 마우스, 토끼, 햄스터, 원숭이 등

(2) 복강, 피하, 피내 경구접종 등이 있고 흰쥐(mouse), 생쥐가 많이 사용된다.

2) 발육난접종(chick embryo culture) (부화란 배양법)

(1) 유정란(Developing chiken egg): 바이러스액 접종

(2) chorioallantoic membrane(장뇨막, 융모요막, CAM): 10~13일, 두창 바이러스, 단순포진 바이러스, 감염진단(폭(pocks)) 형성

(3) amniotic sac(양막강): 9~10일, 인플루엔자 바이러스, Mumps, 황열 바이러스, 감염진단(바이러스의 1차 분리, 바이러스 증식)

(4) allantoic sac(요막강): 9~10일, 인플루엔자 바이러스, Mumps, 감염진단(혈구응집능력을 가진 바이러스의 증식)

(5) yolk sac (난황) 접종: 5~6일의 어린 발육란 사용

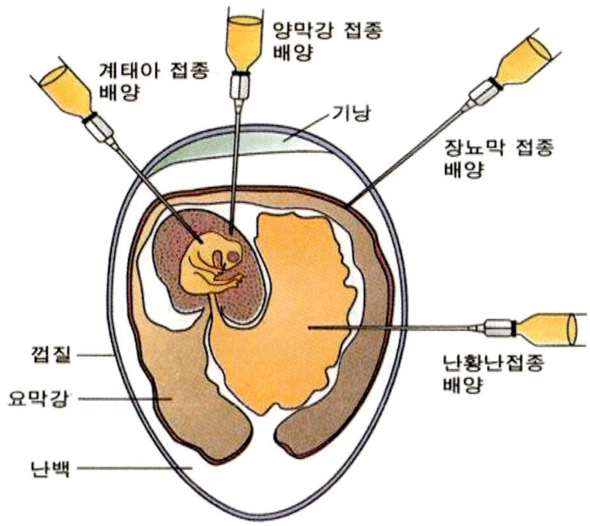

3) 조직배양법 = cell culture(세포배양)

(1) 초대배양(primary culture): 사람이나 동물조직을 직접 채취
동물조직을 시험관내에서 배양하고 주재료는 사람의 병리 검체와 실험동물 조직
3회 이상 계대 배양하지 않는 것이 좋음

(2) 2배체세포주(secondary culture)(이배체 배양세포)
diploid cell strains, 약 50회 정도 계대 배양해 사용 가능
원래 조직 특성은 어느 정도 가지고 있고 약 50회 계대 배양할 수 있는 배양세포

(3) 수립세포계(continuous cell line)(연속 배양 세포주)
He La cell, CHO cell, Vero cell 등 무한대 계대배양 가능
배양 계속하면 세포가 나타나고 안정적이고 지속적인 계대 배양이 실현됨.

4) 세포배양용 배지(수송배지)

(1) Balanced salt solution(BSS)
- Hank's BSS(HBSS)
- phosphate buffered saline(PBS)

(2) Modified Eagle's media(MEM)
- 영양소와 phenol red 함유

(3) McCoy's 5A medium

(4) RPMI(Rodwell Park Memorial Institute) 1640

- lymphocyte culture

3. 세포병변효과

1) Cytopathic effect: CPE: 일반적으로 이용되는 바이러스 검출법

: 배양 세포에 흡착, 침입 후 세포 내 증식 시 숙주세포의 변성으로 증식한 세포를 병들게 해 형태적 변화를 일으킨다(감염 흔적).

(1) multinucleated giant cells(다핵거대세포의 형성)
measlesvirus, mumps, parainfluenza, RSviruses

(2) grape like clusters of large round cells(세포 응집괴의 형성)
adenovirus

(3) focal areas of roundy & dendritic forms(세포의 원형화 및 수지상변형)
rhinovirus

(4) diffuse uniform roundy of cells(세포의 유리구슬형 변형)
정상세포는 대체로 각이 많고 뾰족뾰족

2) plaque 형성(육안 관찰 가능)

(1) 배양세포에 바이러스액 접종 후 한천배지를 굳혀 배양

(2) Agar를 overlay시켜 관찰 가능

(3) 바이러스에 감염된 숙주세포가 바이러스의 복제와 증식에 의한 흔적현상이다.

(4) 바이러스 증식 결과 감염된 세포는 용해되고 파괴되어 빈 공간으로 남게 된다.

[감염 안 된 정상 세포]

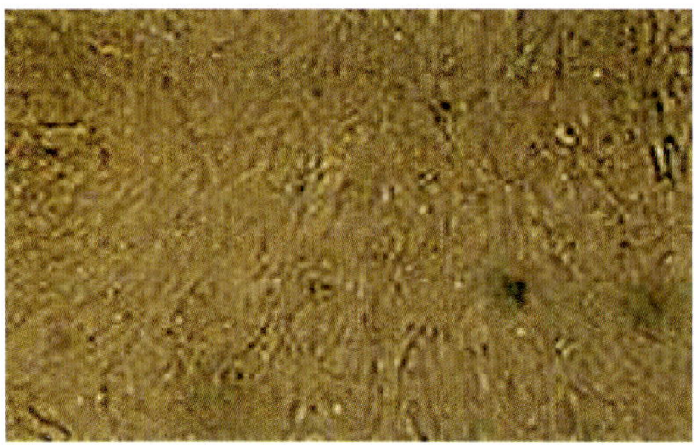

[감염 24시간 후 손상된 세포]

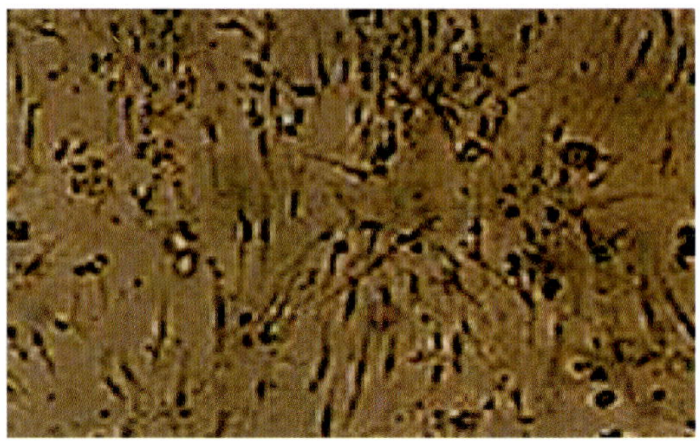

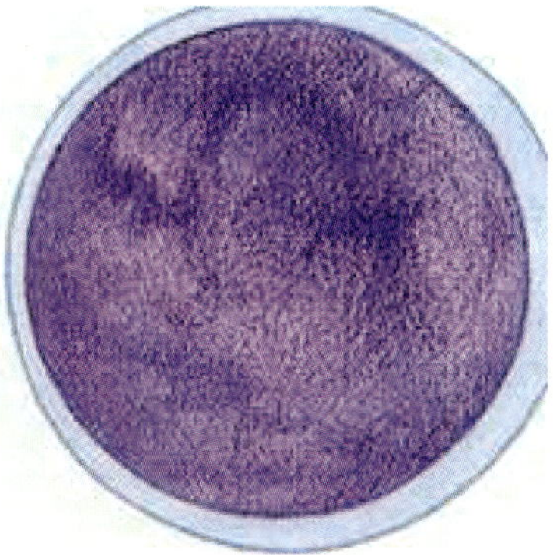
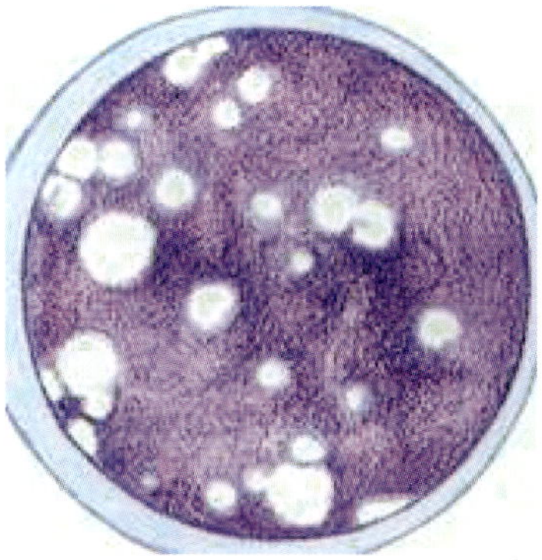

[정상] [바이러스 감염에 의한 CPE]

Cytopathic effect

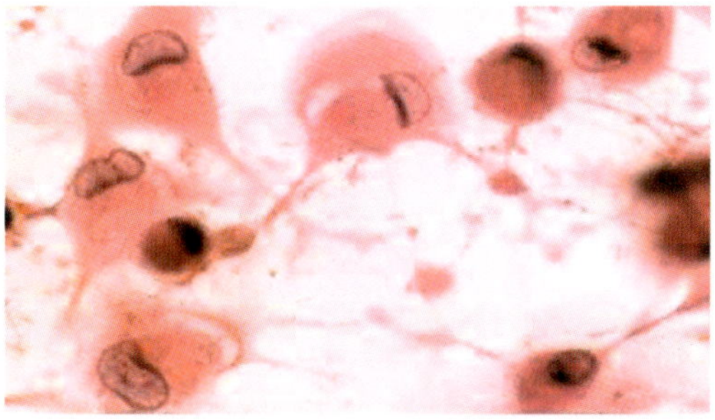

Coxsackie virus

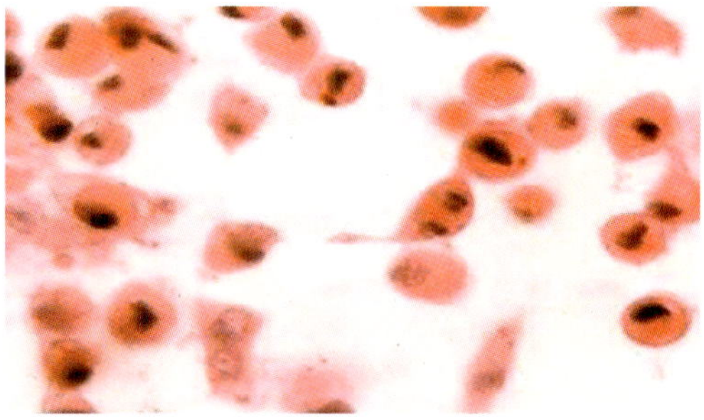

polio virus

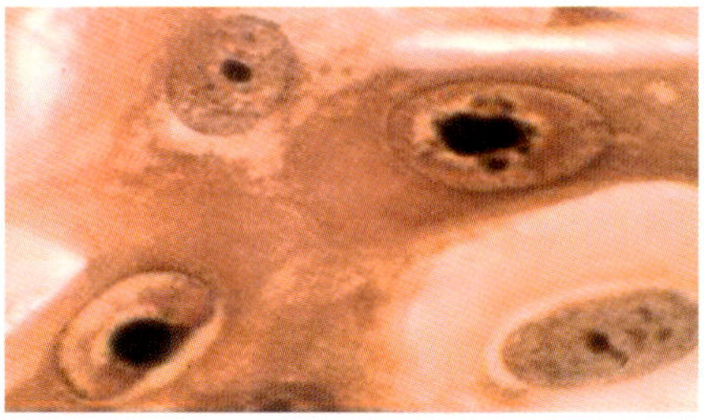

adenovirus

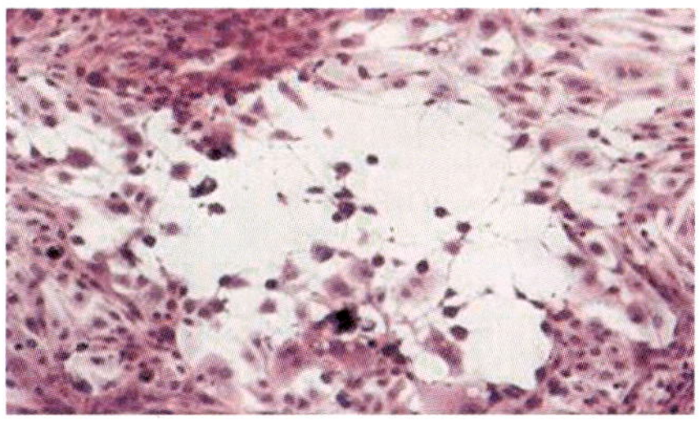

HSV

4. 바이러스의 크기 및 형태관찰

1) 전자현미경에 의한 해석(electronmicroscory = EM)

검체 속 바이러스 입자 직접 관찰 가능

(1) 그림자법(Shadowing method)

- 바이러스입자 표면에 중금속원자 살포 후 그림자를 만들어 관찰

(2) 음성염색법

- phosphomolybdic acid에 바이러스를 혼합하여 관찰

(3) 초박절편법 (ultra thin section)

- 바이러스의 입자형태 관찰

(4) 값이 비쌈, 숙련된 기술 요함, 민감도가 낮다.

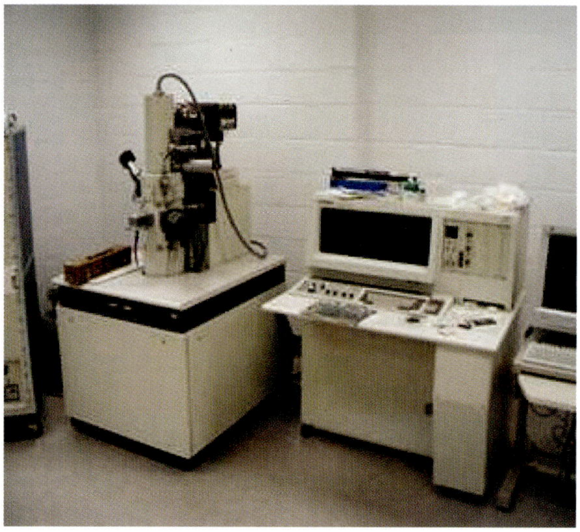

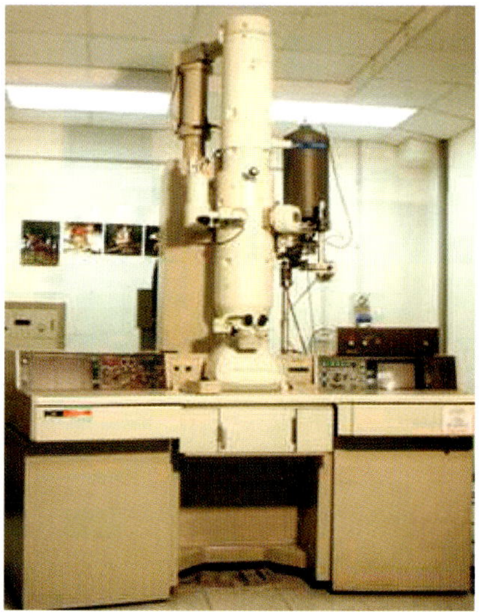

5. 바이러스 정량법

1) 전자현미경에 의한 방법

세포배양에서 안자란 바이러스 검출에 좋다. 민감도는 좀 낮다.

(1) 일정량의 latex입자를 혼합한다.

(2) 바이러스 입자 수와 latex입자 수의 비율로 바이러스 입자 수를 산정한다.

2) 적혈구응집반응(hemaagglutination: HA): 항원 역가 측정

(1) Influenzae, rubella 일본뇌염, Mumps 등은 표면에 적혈구응집소(hemaagglutinin) 존재

(2) 바이러스 입자 수에 병행하는 응집 가를 나타내고 분리된 바이러스와 RBC를 혼합해 혈구 응집 현상을 관찰한다.

(3) CPE현상을 안 보이거나 아주 약하게 보이는 바이러스 검출 방법

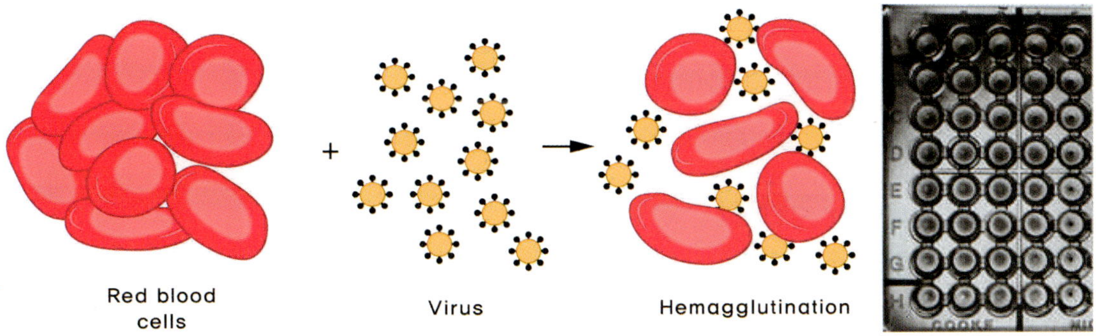

Hemaagglutination test (혈구응집반응)

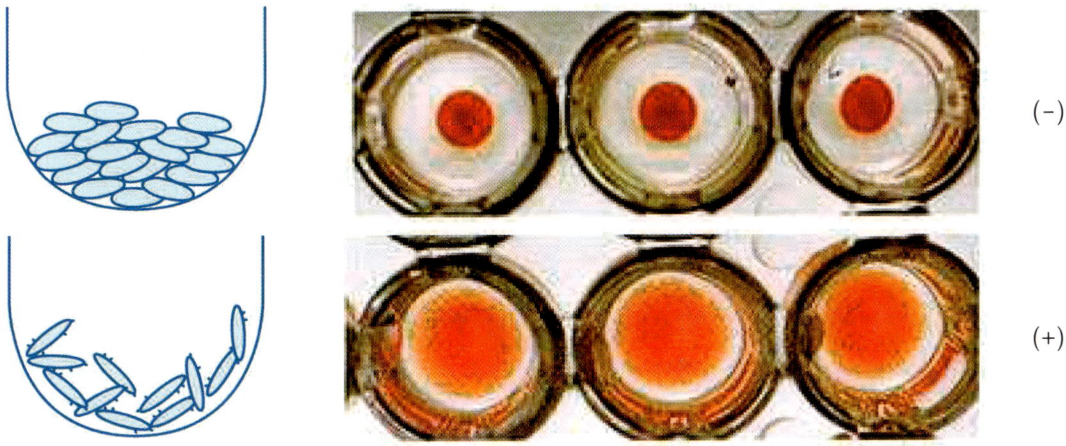

6. 바이러스의 항원항체반응

1) 항원(Antigen)

바이러스입자, 감염세포 내 산생 특이단백으로 체내에서 면역반응을 일으킬 수 있는 물질. 세균이나 세균독소와 같이 우리 몸의 구성성분이 아닌 이물질.

2) 항체 (Antibody)

바이러스 감염동물은 항원에 대한 항체생산으로 항원에 대한 특이성을 가짐

항원이 인체에 돌어온 후 면역반응에 의해 형성된 단백질의 일종

3) 항원항체반응 (Antigen-Antibody reaction)

기지의 항원을 이용하여 바이러스 감염증의 혈청학적 진단에 이용
미지의 바이러스 분류 및 동정에 이용

■ Optimal zone(구역반응)

(1) Optimal proportion: Ag = Ab : 완전한 반응
(2) 전역반응(prozone reaction): Ag 〈 Ab: 항체의 양이 너무 많다.
(3) 후역반응(postzone reaction): Ag 〉 Ab: 항원의 양이 너무 많다.

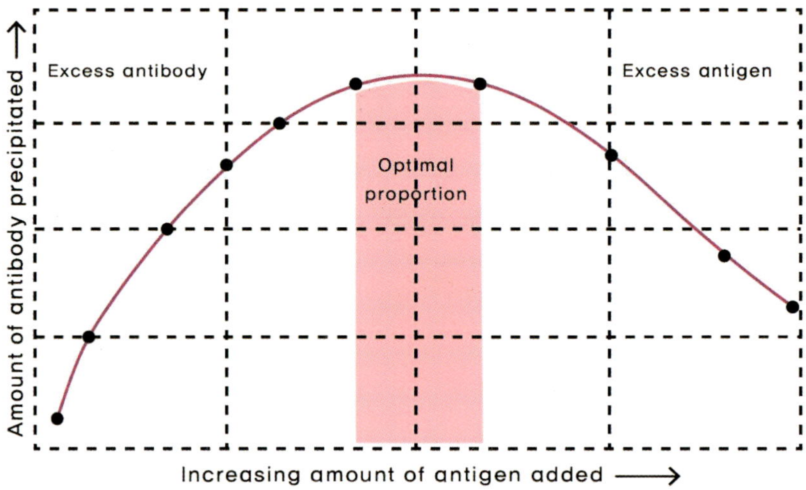

7. 면역학적 바이러스 진단법

1) 중화반응: neutralization test: NT
2) 보체결합반응: complement fixation test: CF
3) 방사 면역측정법: radio immuno assay: RIA
4) 효소면역 흡착법: enzyme linked immuno sorbent assay: ELISA
5) 형광항체법: fluorescent antibody technic: FA(IF)
6) 면역전자 현미경법: immune electron microscopy: IEM
7) 면역확산법: Immunodiffusion: ID
8) 역전기영동법: counter immuno electrophoresis: CIEP

9) 적혈구 응집시험: hemagglutination test: HA

10) 적혈구 응집 억제반응: hemagglutination inhibition tests: HI

11) 수동 적혈구 응집시험: passive hemagglutination test: PHA

12) 역 수동 적혈구 응집시험: reverse passive hemagglutination test: RPHA

Immunodiffusion (면역확산법)

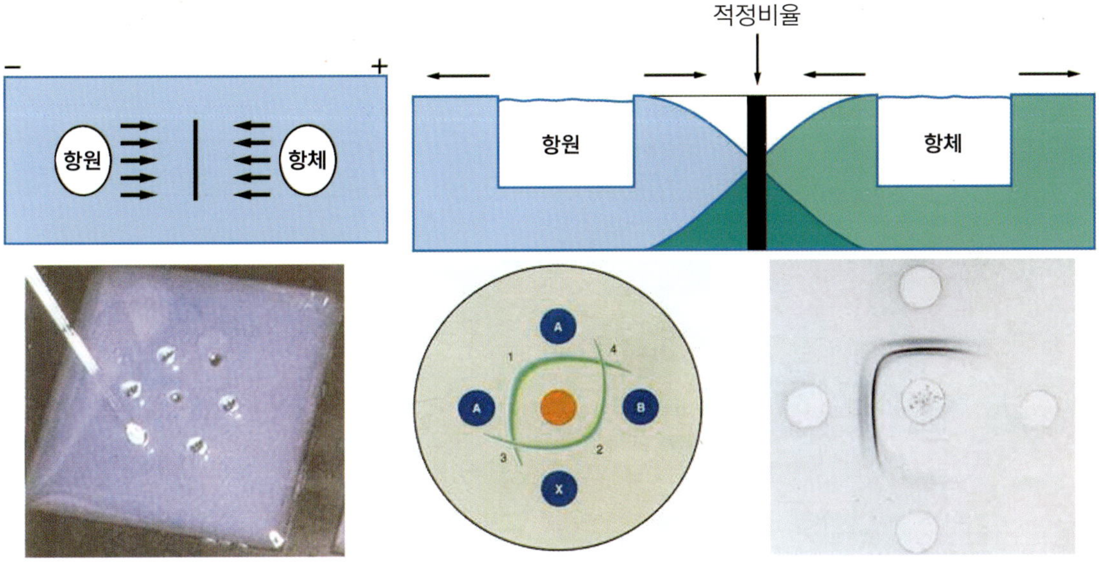

Microplate

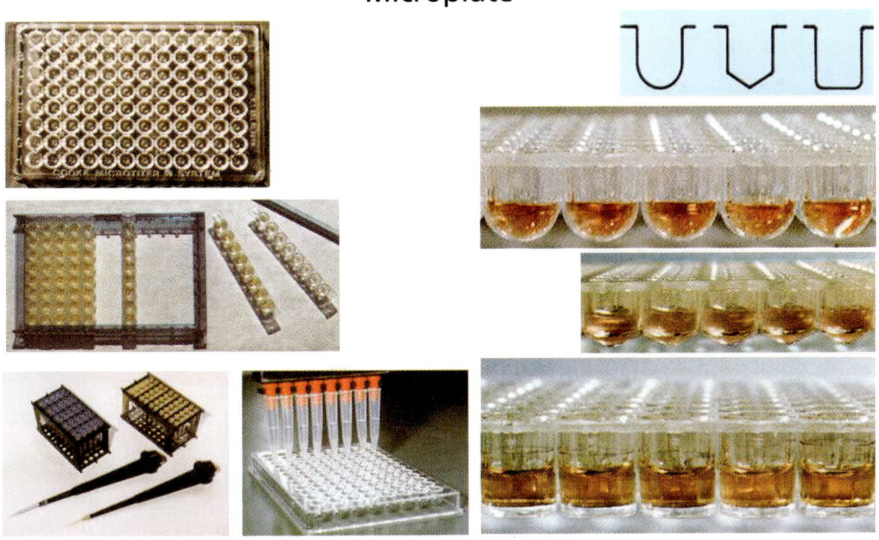

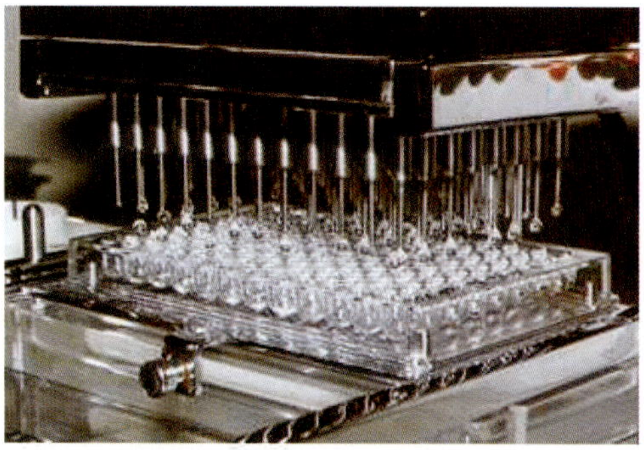
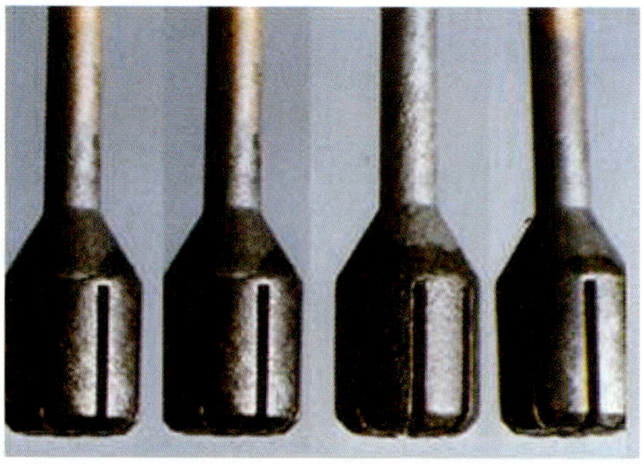
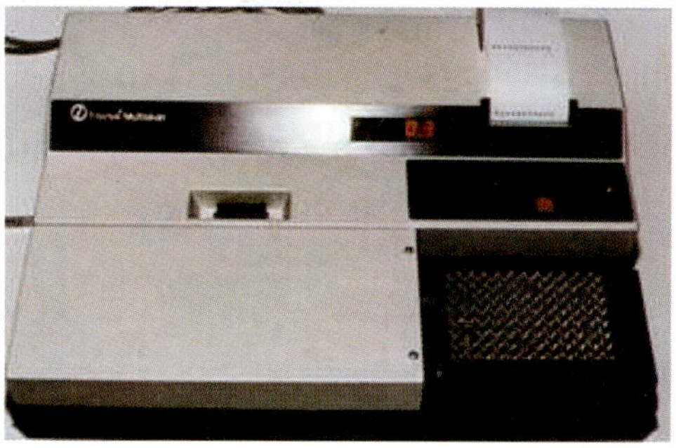
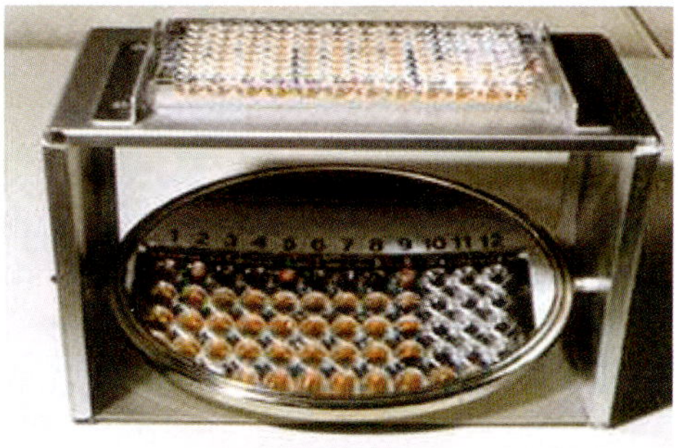

8. 중화반응(neutralization test) = NT

1) 바이러스와 항체반응

바이러스 감염성이 감소되는 현상
검체에 있는 바이러스 특이항체와 바이러스가 결합해 감염력이 상실되는 검사

2) 관여 항체

(1) 중화항체(neutralizing antibody)

(2) 바이러스 역가를 알면 중화항체의 역가측정가능

(3) 항체의 특이성을 알면 바이러스의 혈청형(serotype) 동정 가능

(4) 민감도와 특이도가 높다.

(5) 비용이 많이 든다. 판정시간 걸림.

(6) 원리는 검체에 존재하는 바이러스 특이항체와 바이러스가 결합해 감염력이 소실되는 검사다.

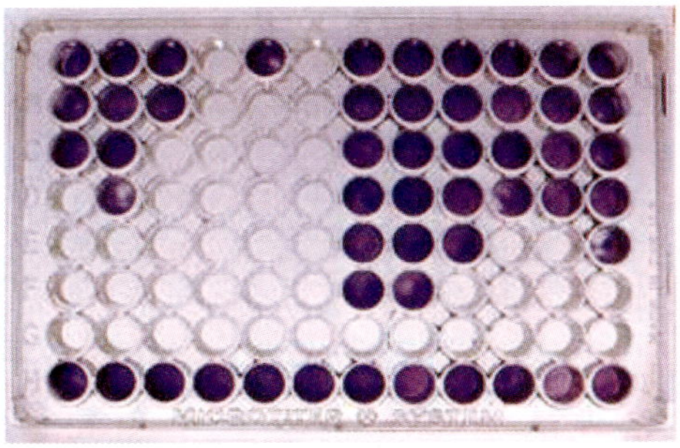

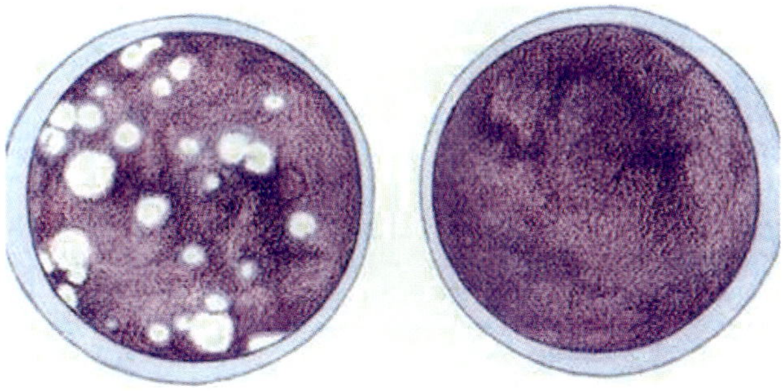

9. 적혈구 응집 억제반응(hemagglutination inhibition) = HI

: HI는 특이항체에 의해 HA가 얼마나 억제되는지를 측정

(1) 항체에 의해 특이적으로 억제

(2) 단계희석 혈청 + 바이러스액 (HA4단위)

(3) 일정시간경과 후 적혈구 응집상 관찰적혈구 응집억제가(hemagglutination inhibition: HI)

(4) HA를 완전히 억제한 혈청의 최고 희석배수

(5) 분리된 바이러스를 2배 희석된 혈청과 동량 혼합 ⇒ 혼합액에 1% 적혈구 부유액을 넣어 mix한 후 분리된 바이러스가 응집을 일으키는 온도와 시간으로 반응 ⇒ 응집이 일어나지 않으면 양성

1) nonspecfic inhibitor

(1) 혈청 중 HA를 억제하는 물질: Lipid, Lipoprotein

(2) Trypsin 과요산 또는 acetone 등으로 불활화 처리

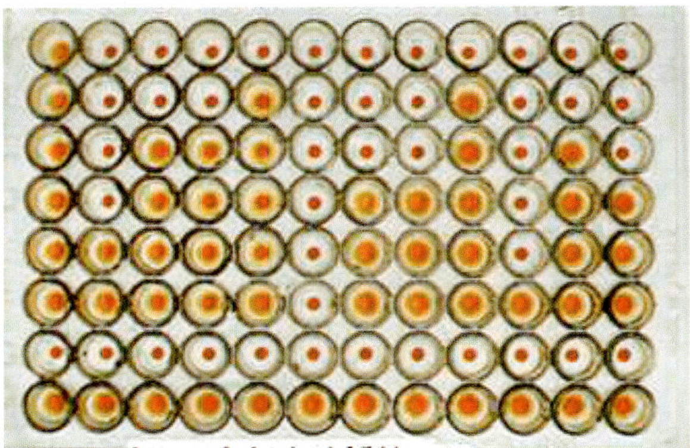

haemagglutination inhibition test.

10. 보체결합반응(complement fixation test) = CF

■ 바이러스 감염증의 혈청학적 진단에 흔히 사용

(1) 바이러스 감염

(2) 바이러스항원 + 감염자 혈청 중 항체 + 보체

(3) 감작적혈구(항 양혈구항체) 첨가

(4) 결합하지 않고 적형구 용혈 없음

(5) 바이러스 비 감염

(6) 항체 없음

(7) 보체가 감작적혈구에 결합 후 용혈

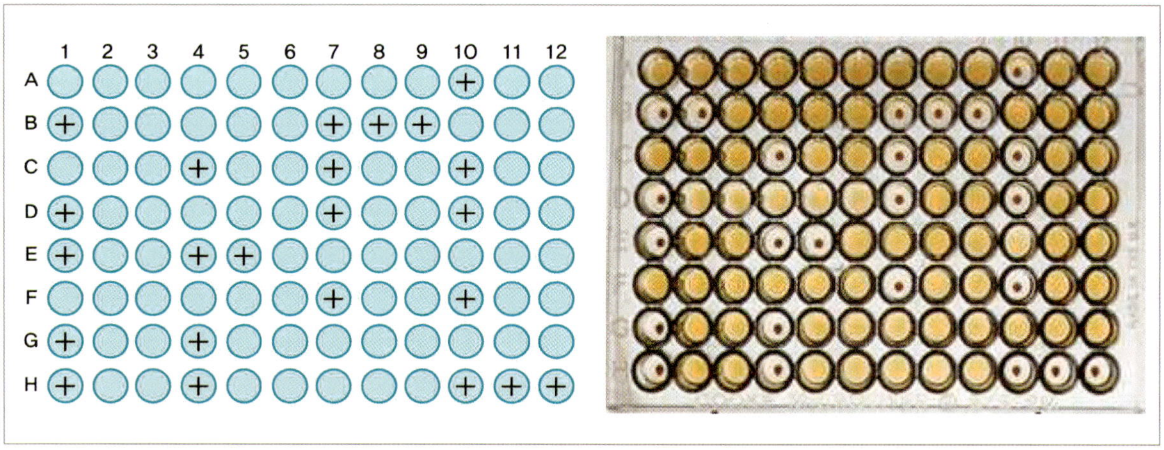

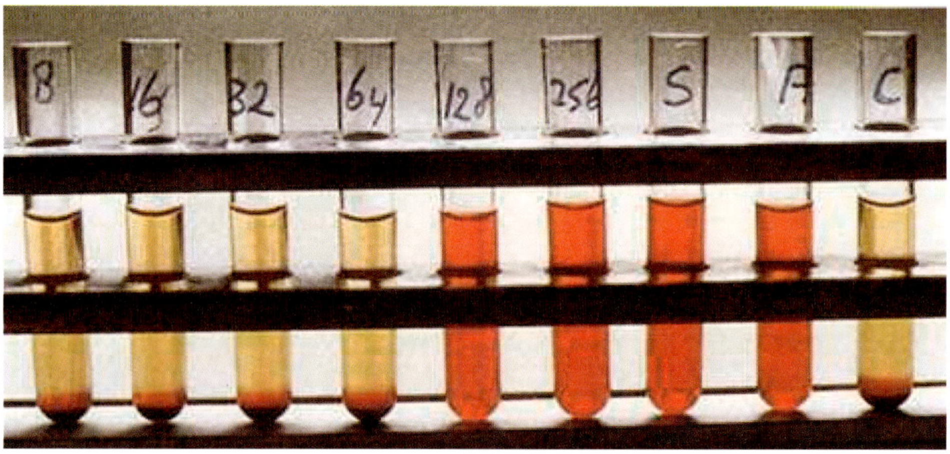

11. 형광항체법(fluorescent antibody technic) = FA

■ **바이러스 항원에 대한 항체**

(1) 형광표식 후 항원-항체의 결합상태

(2) 자외선 조사로 형광으로 판정

(3) 형광 현미경 필요

(4) 형광색소: FITC, rhodamine B

(5) rhodamine B

(6) 국소적으로 존재하는 바이러스 항원 관찰 가능

(7) Acetone으로 세포고정 후 형광 항체법

(8) 세포막상의 바이러스 항원(menbrane antigen) 검출 가능

(9) 세포를 고정하지 않은 형광항체법: fluorescent antibody technic: FA

형광항체법

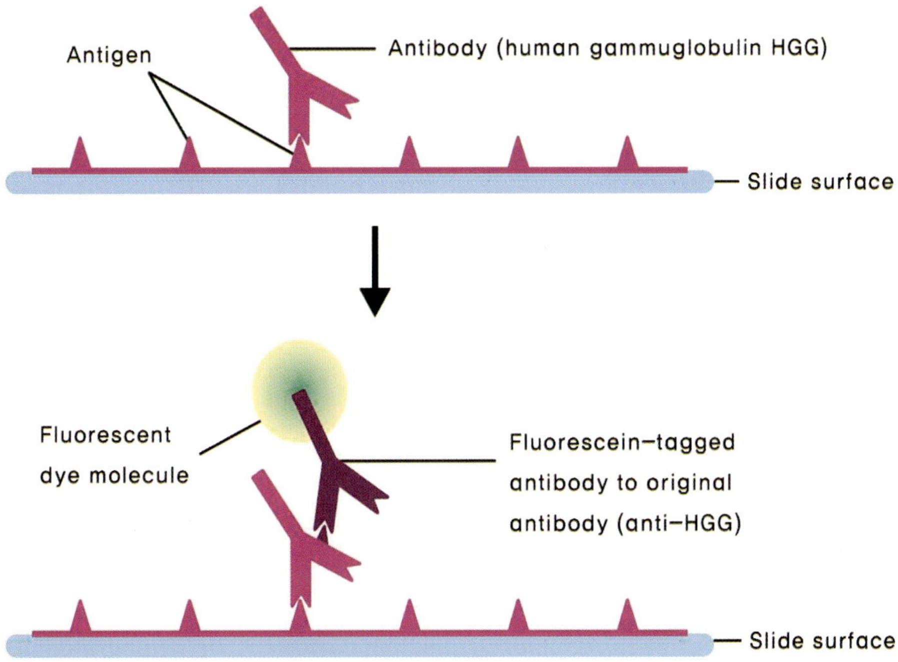

Indirect testing

12. 효소면역 흡착법(enzyme linked immuno sorbent assay) = ELISA(효소 면역흡수 분석)(효소면역 흡착법)

- **형광항체법**

(1) 형광색소 대신 효소표식을 사용

(2) 항원-항체반응 후 효소기질을 넣어 항원을 정량

(3) 특이성과 감도 우수

(4) 검체 중 항원을 직접 검출(direct ELISA법),
항원 또는 항체를 검출(Indirect ELISA법)

(5) 비특이 반응이 있을 수 있어 판정상 주의 요함(위양성 주의)

13. 바이러스 핵산의 검출

1) 분자생물학적 진단법(Molecular biologic diagnosis)

2) Hybridazation test(교잡법, 부합법)

(1) 검체 중 의 바이러스 핵산과 Probe를 혼합

(2) 염기배열간의 상보성(hemology)에 기초한 재결합 관찰

3) 중합효소연쇄반응법(Polymerase Chain reaction) = PCR

대상바이러스 핵산의 특정영역을 증폭시켜 검출
바이러스 핵산을 DNA 중합효소(Tag polymerase)를 이용해 빠른 시간에 대량으로 인위적인 증폭방법

14. 전기영동(Electrophorisis) = E.P

1) 기본원리

이동거리는 분자량에 반비례하고 대전도에는 비례, PH 8.6에서 단백질은 대부분 음성으로 하전되고, 직류전기를 흐르게 하면 음전기를 띤 단백은 양극 쪽으로 이동한다.

2) 분자생물학 연구의 중추적 실험법

3) 유전자 조작 시행의 필수 기법

단백이나 핵산의 전기적 성질을 이용하여 전하의 차이와 크기에 따라 DNA, Protein 등을 분리하는 방법

4) 영동방식

(1) Horizontal submarine Electrophoresis(수평잠수형 전기영동)

(2) Agarose gel

(3) 주로 TAE buffer 사용

(4) Ethidium - bromide stain
- UV transilluminator(302nm)

5) Vertical slab gel Electrophoresis(수직형 전기영동)

(1) Polyacrylamide gel 상에서의 단백질 분리

(2) 주로 TBE buffer 사용

(3) Coomassie brilliant blue, Silver stain

15. SDS-PAGE(Poly acrylamide gel electrophoresis)

1) Protein 전기영동에 이용

SDS(sodium dodecyl sulfate)를 첨가한 polyacrylamide gel 사용

2) Discontinuous gel

(1) 농도와 pH가 다른 2가지 gel이 붙어 있는 상태로 전기영동

(2) Stacking gel

(3) 윗부분의 gel, acrylamide 농도: 3~5%(pH 6.5)

(4) Running gel

(5) acrylamide 농도: 6~15%(pH 8.5)

3) 시료가 같은 지점에서 출발가능 하게 압축

분자량에 따라 분리가능

4) SDS가 Protein을 보호

(1) Protein 고유의 음전하 제거

(2) 분자량의 크기에 따라 분리

16. DNA의 변성과 재생

1) Denaturation(변성)

DNA에 68℃ 이상의 열을 가하거나, urea, formamide, NaOH 등의 변성제를 가해 염기 사이의 수소결합을 파괴하여, 단선구조(singlestrand)로 풀리는 과정

변성 원인 → 강산, 강알카리, 유기용매, 열, 광선, 약품, 중금속, 계면활성제 등

2) Renaturation(재생)

단선구조(single strand)로 풀린 상태의 DNA를 서서히 냉각시키거나, 변성제를 제거하여, 다시 이중나선구조로 꼬이는 과정

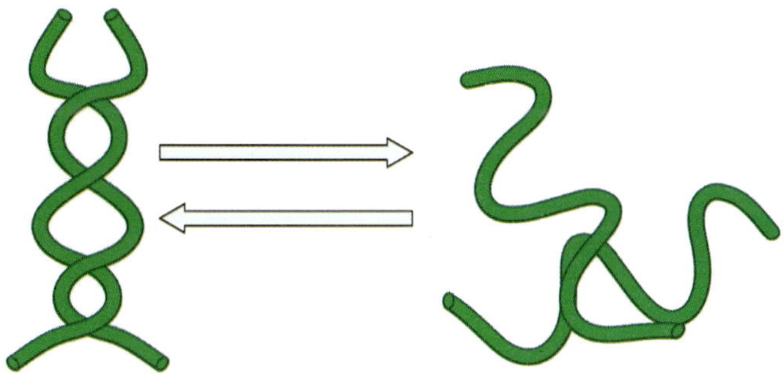

재결합실험 (Hybridization)

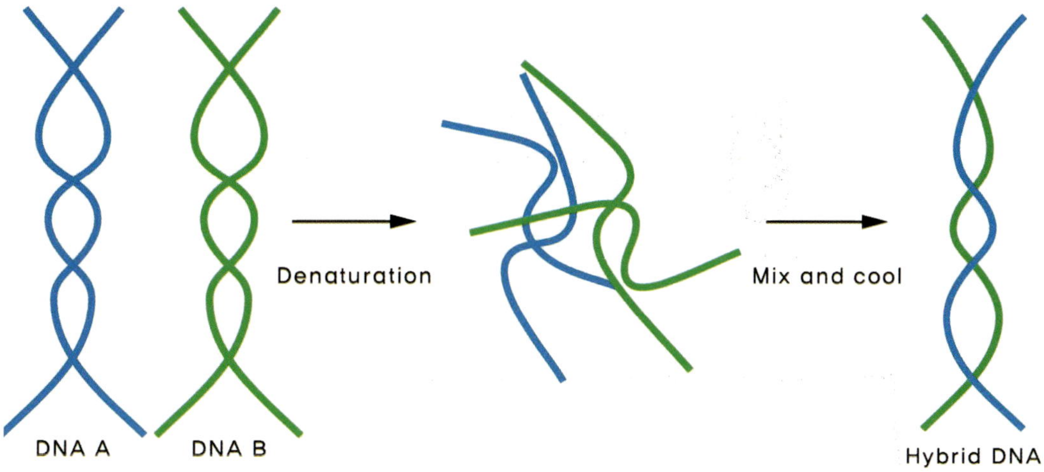

17. 재결합실험(Hybridization) = 교잡 = 부합법

1) 단일가닥의 핵산이 상보적인 염기서열을 가진 다른 단일가닥의 핵산과 결합하여 이중가닥(DNA-DNA, DNA-RNA, RNA-RNA)을 형성

2) 다른 두 종의 DNA를 Denaturation

혼합 후 Renaturation

3) DNA의 염기서열이 상동성(hemology) 있다면,

(1) Hetero-duplexDNA가 조합(異種二種 DNA)

(2) DNA의 상동성(homology)이 많을수록 잘 된다.

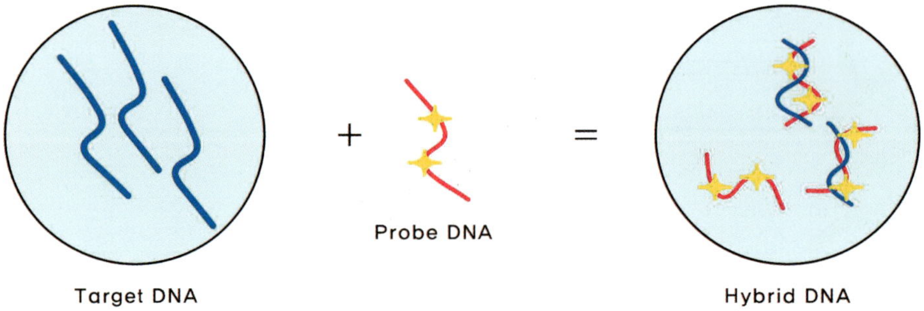

Hybridization type

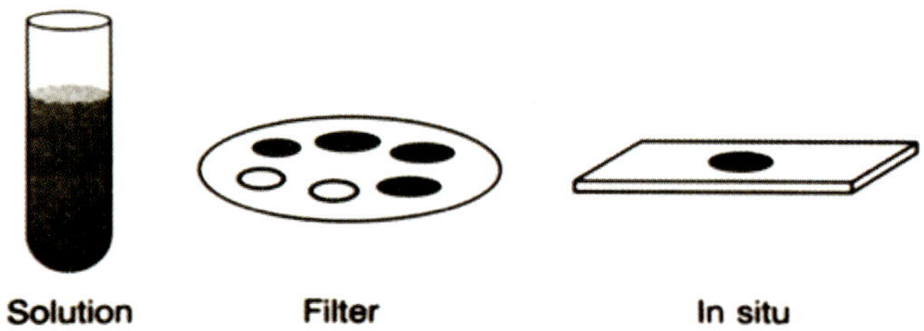

Three format for hybridization assays

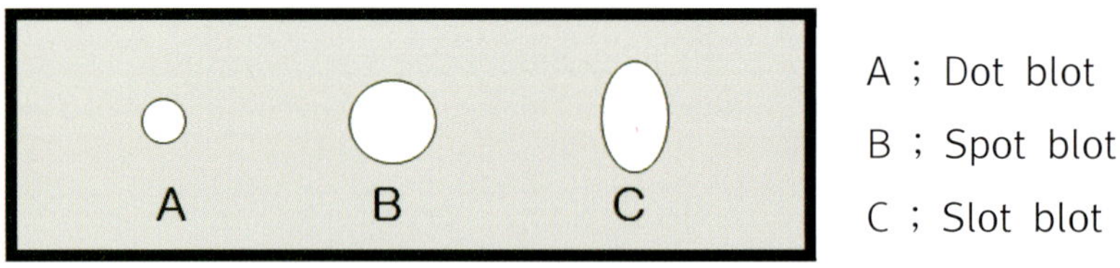

Solid support hybridization type

18. DNA chip

1) 인간의 DNA를 반도체칩처럼 기판 위에 심어놓은 장치

DNA조각을 가판에 부착하여 다양한 유전자 분석을 수행할 수 있도록 한 생화학 반도체

2) DNA Microarray, Genome chip, Bio chip

저렴하고 신속하고 간편한 방법

3) 분자생물학적 기법, 기계자동화 및 전자제어기술 접목

수만-수십만 개의 유전자를 한 번에 검색하도록 만든 생화학 반도체

4) DNA

(1) A-T, C-G가 수소결합 하는 원리를 이용

(2) 동시 수십만 개의 유전자를 빠른 시간 내 검색 가능

5) 특정유전자의 염기서열을 파악 후 단선구조로 분리

주입기를 이용 유리판 위에 부착 (DNA chip)

ex) CTAATGT

6) 검색대상의 유전자 추출 후 단선구조로 분리

(1) DNA chip에 검색대상의 단선구조의 핵산을 뿌린 후 씻어낸다.

(2) DNA chip 위의 'GATTACA' 배열과 결합

7) 유전자 조각에 형광물질 부착

(1) 레이저로 쪼일 때 결합부분에서 빛이 발생

(2) 대상유전자를 포함하고 있음을 확인

8) DNA chip의 원리

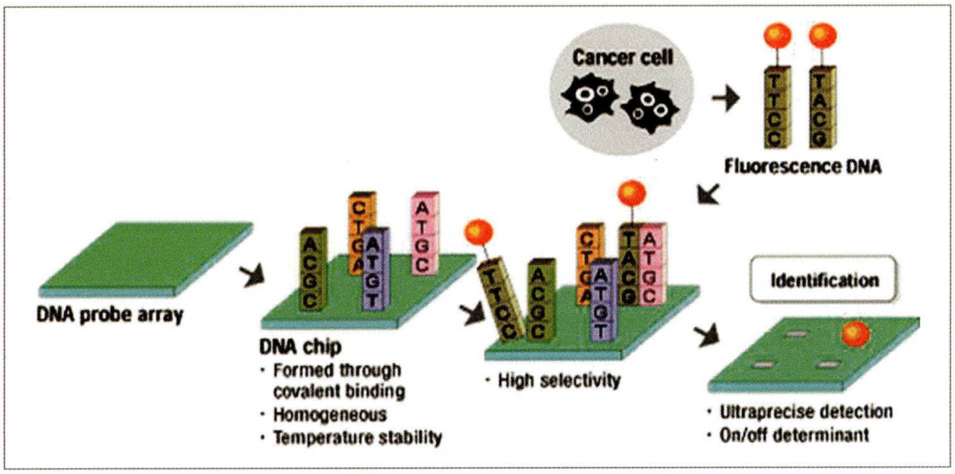

19. Southern blotting: DNA를 분석

1) Agarose gel에 영동 된 DNA

Nitrocellulose membrane에 옮기는 기술

2) DNA를 Nitrocellulose paper로 옮기는 이유

DNA가 agarose gel 상에 있으면 hybridization 불가능

: Denaturation - high temperature(94℃↑)

3) genome 분석: 가장 일반적이고 기본적인 조작법

Southern Blotting의 응용

Northern blotting: RNA 분석

Western blotting: Protein분석법이 개발

20. Dot blotting

1) 전기영동을 하지 않은 액체상태의 시료를 membrane 위에 dotting

2) Protein, specific antibody

반정량적 측정 가능

21. Slot Blotting

- Dot-blotting과 동일

  Densitometer scan이 용이(정량분석)

22. Western Blotting: protein 분석

1) Western Blotting(Immunoblotting, 1979)

영동된 protein을 위치 변동 없이 menbrane filter 상에 옮기는 기법(electro-transfer) 단백의 존재 유무와 크기를 알아보기 위해서 함

2) Protein을 filter로 옮긴 후

(1) 항체를 이용하여 특정 단백을 분석하는 방법

(2) AIDS 진단법으로 이용하는데 ELISA에 의한 항체의 검출은 위양성이 있을 수 있기 때문에 양성반응을 보이면 western blot test로 확인해야 한다.

(3) HIV protein을 영동하고 Western Blot

(4) 환자의 혈청(antibody)을 가해 반응관찰

Western blotting 결과

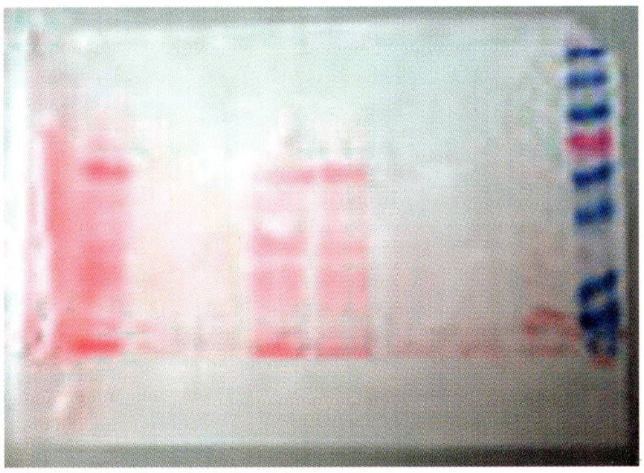

전기영동 후 gel을 Ponceau S 염색한 사진

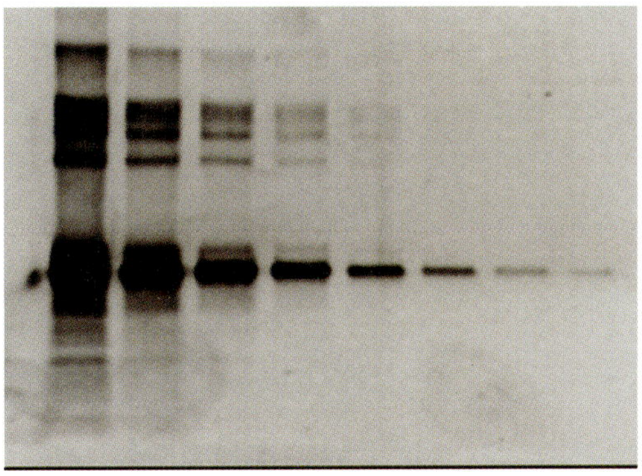

Gel에서 menbrane으로 transfer 후 1, 2차 항체를 붙인 후 발색을 본 결과

23. DNA Sequencing (DNA 염기서열의 결정)

1) DNA를 구성하는 4개의 염기서열 순서를 결정하는 기법

DNA상의 돌연변이 및 DNA 유사성 검출이 목적

2) Fredrick Sanger

노벨상 화학상 2번 수상(1958, 1980)

24. 중합효소연쇄반응(Polymerase chain reaction); Xeroxing DNA

: DNA를 시험관 내에서 증폭시키는 방법

1) Dr. Mullis and Sakai(1985)

(1) Sickle cell anemia 진단을 위한 β-globulin 유전자핵산 분석 과정에서 개발

(2) 1989: 올해의 새로운 기술 선정

(3) 1993: 노벨화학상 수상

2) 극소량의 DNA를 인위적으로 수백만 배 이상 증폭(amplifiing)하여 증폭된 DNA를 분석하여 진단(10억 배로 증폭 가능). DNA만을 특이적으로 수십만 배로 증폭.

3) 특이도와 예민도가 높은 DNA 분석법

4) 중합효소 연쇄반응의 원리

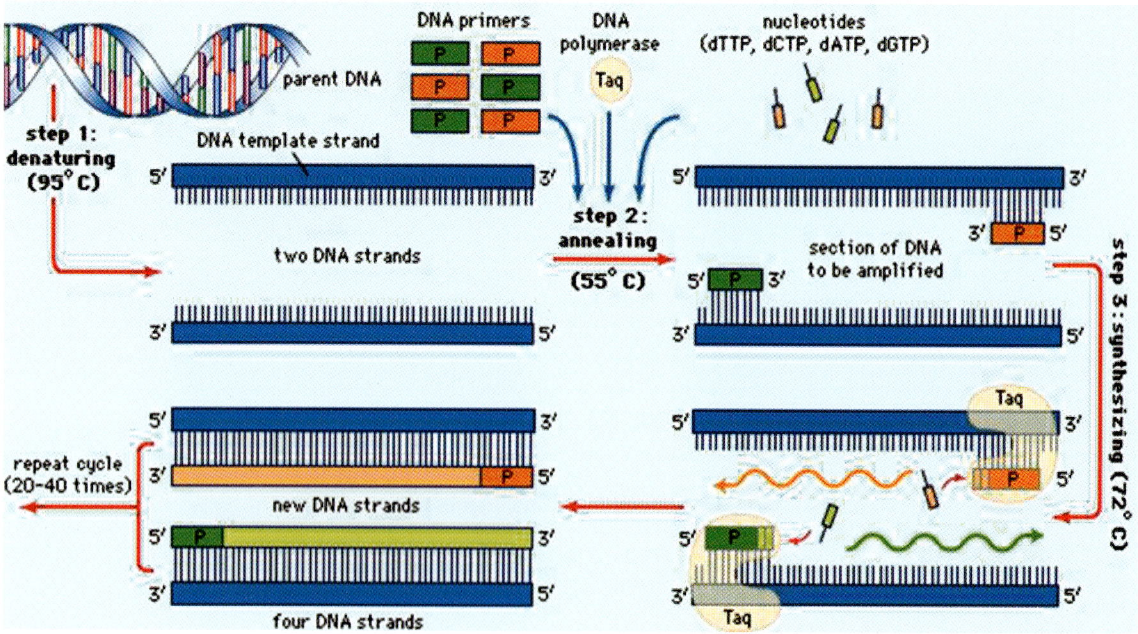

25. PCR cycle

1) Denaturation stage: 94℃(94~96℃)

DNA의 이중나선구조를 단선구조의 DNA로 만드는 과정(변성)

2) Annealing(primer binding stage): 60℃(60~65℃): 프라이머의 결합(재결합)

증폭하고자 하는 DNA와 특이하게 결합하는 20bp 내외의 primer 1쌍이 주형 DNA의 말단부에 결합하는 과정(프라이머의 결합)(재결합)

3) Extension(ploymerization) stage: 72℃: DNA의 신장

DNA polymerase의 작용으로 주형 DNA와 상보적인 염기서열을 합성하는 과정(DNA의 신장)

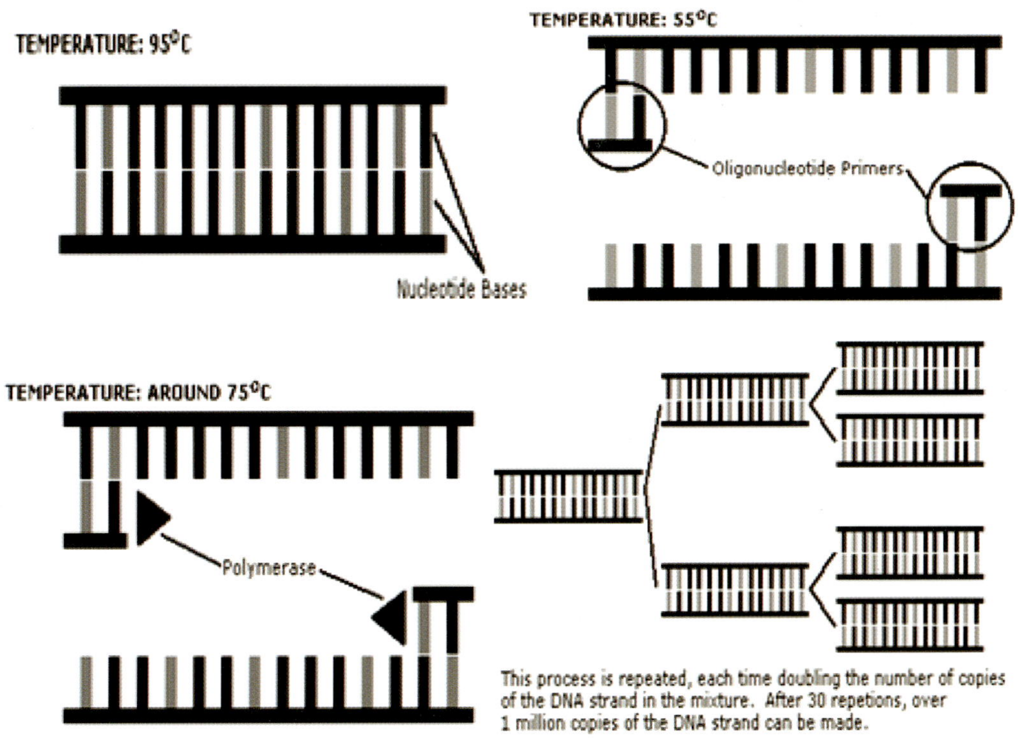

Cycle 반복

2^n으로 증폭

4) PCR result

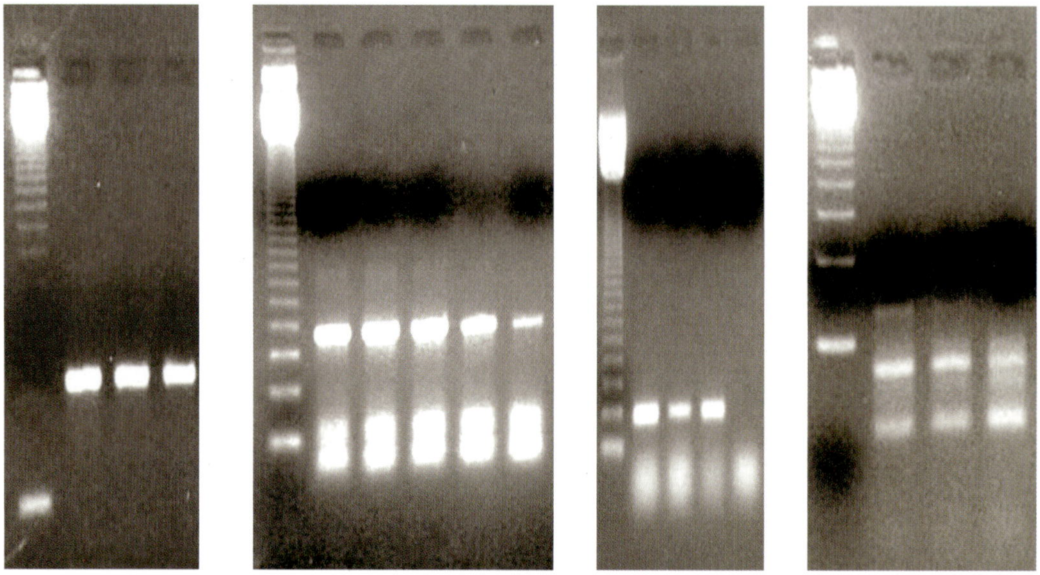

HBV　CMV　EBV　HSV

M N pt. P

M: 100bp DNA size Marker
N: Negative Control
Pt.: Patient’ s Sample
P: Positive Control